HÁBITOS

POSITIVOS

LA AUTODISCIPLINA.

LA GUÍA COMPLETA DE
MENTALIDAD PARA AUMENTAR
LA FUERZA DE VOLUNTAD, LA
FORTALEZA MENTAL Y
MAXIMIZAR LA PRODUCTIVIDAD

BY DANIEL

ROBERT

EDUCATIVOS Y DE ENTRETENIMIENTO. SE HA HECHO TODO LO POSIBLE POR PRESENTAR UNA INFORMACIÓN PRECISA, ACTUALIZADA, FIABLE Y COMPLETA. NO SE ESTABLECE NI SE IMPLICA NINGUNA GARANTÍA DE NINGÚN TIPO. LOS LECTORES RECONOCEN QUE EL AUTOR NO SE DEDICA A OFRECER ASESORAMIENTO JURÍDICO, FINANCIERO, MÉDICO O PROFESIONAL. EL CONTENIDO DE ESTE LIBRO PROCEDE DE DIVERSAS FUENTES. POR FAVOR, CONSULTE A UN PROFESIONAL AUTORIZADO ANTES DE INTENTAR CUALQUIERA DE LAS TÉCNICAS DESCRITAS EN ESTE LIBRO.

AL LEER ESTE DOCUMENTO, EL LECTOR ACEPTA QUE, EN NINGÚN CASO, EL AUTOR SERÁ RESPONSABLE DE CUALQUIER PÉRDIDA, DIRECTA O INDIRECTA, OCASIONADA POR EL USO DE LA INFORMACIÓN AQUÍ CONTENIDA, INCLUIDOS, ENTRE OTROS, LOS ERRORES, LAS OMISIONES O LAS INEXACTITUDES.

CONTENIDO

CAPÍTULO 15 POR QUÉ RESISTIRSE AL CAMBIO

CONCLUSIÓN

Introducción

Antes de empezar a trabajar en tu fortaleza mental, tienes que saber lo que significa. El concepto se ha estudiado desde los años 80 y se ha aplicado normalmente a los atletas en relación con el rendimiento. Sin embargo, la gente pronto se dio cuenta de que no sólo los atletas podían utilizar y beneficiarse de la fortaleza mental. Las estrategias desarrolladas para convertirse en medallistas de oro olímpicos y establecer récords mundiales podrían aplicarse en todos los aspectos de la vida.

¿Qué significa ser mentalmente fuerte?

El estrés, la ansiedad, la preocupación y las actitudes derrotistas nos impiden alcanzar nuestros objetivos y nuestro máximo potencial. Nos atascamos y permitimos que los contratiempos definan los momentos cruciales y recordamos los daños del pasado para justificar la falta de progreso en el futuro. La fortaleza mental consiste en superar todos los obstáculos que nos ponemos o que nos ponen. Se trata de aprender a afrontar los retos de la vida para tener éxito.

Esto te da una ventaja en tu vida profesional, en tu vida personal, en tu vida amorosa, en tus actividades deportivas y, básicamente, en todo lo que se te ocurra que requiera más pulso. En pocas palabras, la fortaleza mental te hace estar más preparado para la vida.

Piensa en tus antepasados, que vivían en un mundo sin todas las comodidades modernas que no sólo hacen la vida agradable, sino también segura. No tenían vidas cómodas que les protegieran de cualquier rastro de daño. No podían evitar el dolor porque formaba parte de la vida. Han hecho gala de la personificación de la fortaleza mental. Incluso los cazadores/recolectores tenían que ir al bosque a pesar de los peligros para poder vivir. Si se permitieran derrumbarse o asustarse, morirían.

Los Vikingos son también el ejemplo perfecto de la fortaleza mental en acción. Aunque a la historia le gusta recordarlos como merodeadores sedientos de sangre, en realidad eran individuos increíblemente valientes, resistentes y decididos que sabían que una vida vivida a medias no es una vida en absoluto.

Tienes el mismo instinto de supervivencia dentro de ti. Simplemente se han asfixiado bajo las maravillas tecnológicas modernas. A pesar de la comodidad que ofrecen, inhiben las características humanas básicas que nos han permitido evolucionar y sobrevivir en un mundo que ha intentado matarnos hasta hace poco.

Dado que la dureza mental se ha utilizado para describir la mentalidad de los atletas campeones del mundo, no es de extrañar que sean los sujetos de la mayoría de los estudios. Uno de estos estudios, realizado en 2007, pretendía identificar los "atributos esenciales" que definen la fortaleza mental, entrevistando y examinando a atletas, entrenadores y psicólogos deportivos. Lo que encontraron fue una selección cuantificable de atributos que estaban presentes en los individuos mentalmente duros. Estos 30 atributos se desglosaron a su vez en cuatro grupos: actitud/disposición mental, entrenamiento, competición y post-competición (Hanton & Connaughton, 2007). Estos resultados se utilizaron para crear programas que se basan en los 30 atributos para enseñar la fortaleza mental.

La fortaleza mental está en tu cabeza, no en tus genes, y desde luego no depende de tu estatura física. La "dureza" física no tiene por qué ir acompañada de una dureza mental: no puedes haber pisado nunca un gimnasio y seguir siendo mentalmente duro. Todo lo que necesitas es la mentalidad de "simplemente hazlo" que Nike ha comercializado con tanto éxito.

Más allá de eso, quizá la mejor manera de describir la mentalidad de la dureza y mostrarte lo sencilla que es su aplicación es presentarte esta cita:

"Si quieres ser más duro, sé más duro". Jocko Willink, comandante de los Navy SEAL

Capítulo 1 La verdad sobre la motivación.

Todas estas técnicas no sirven de mucho si no tienes la motivación adecuada para empezar. Si no tienes una verdadera pasión y una razón para hacer lo que haces, nada te salvará de abandonar al final.

Entonces, ¿cómo se puede motivar?

Es un trabajo duro en su mayor parte. No te voy a decir que dejes tu trabajo y hagas algo que realmente te guste. Eso no es un consejo real, es solo palabrería vacía. La mayoría de nosotros no puede permitírselo. Incluso otras cosas importantes de la vida, como comer bien y hacer ejercicio con regularidad, pueden convertirse rápidamente en una carga si no encuentras una forma de motivarte.

Los campeones se convierten en campeones porque pueden encontrar motivación incluso para aquellas cosas que odian hacer. Seguro que todos estamos de acuerdo en que a nadie le gusta levantarse a las cinco de la mañana para empezar a entrenar y renunciar a un montón de dulces para estar listo para el siguiente partido. Pero para los ganadores, no hay opción real. O lo haces bien, o no ganas. Y no eres un gran campeón si no ganas, ¿verdad?

Las cosas son un poco más difíciles para nosotros los simples mortales, lo reconozco. Tal vez no te criaron para ser un campeón, o tu espíritu se desinfla en algún momento del camino. La vida pasa y a veces uno se queda en el tintero preguntándose si puede hacerlo todo. La respuesta es sí, puedes, si realmente quieres.

Las palabras no son suficientes. Incluso la firme decisión de cambiar las cosas no es suficiente para la mayoría de las personas. Probablemente necesitarás más para motivarte a seguir en el camino correcto.

- Haz un contrato contigo mismo.

- Estipula las cosas que quieres conseguir.

- Cada vez que rompas el contrato, dona dinero a una organización benéfica.

- Hazte responsable de tus acciones y fracasos.

Un simple ejercicio ha demostrado ser bastante eficaz a lo largo de los años, y es hacer un contrato simulado con uno mismo. En este contrato, escribirás los términos de lo que quieres conseguir, cómo quieres conseguirlo y cuáles son las penalizaciones en caso de incumplimiento de los términos del contrato. Estas penalizaciones tienen que ser algo real, algo tangible, para que puedas sentir realmente la quemadura si rompes tu contrato.

Una buena forma de hacerlo es decidir donar una determinada cantidad de dinero a una organización benéfica cada vez que se vaya en contra de sus condiciones. Probablemente no deberías hacer de esto tu causa favorita, ya que esto hará que sea más fácil romper tu contrato. Al fin y al cabo, estarás regalando dinero por algo que te apasiona, así que no te parecerá tan malo. Encuentre una buena organización benéfica, pero no sea la primera que se le ocurra.

Seguramente te preguntarás cómo te ayudará esto a cumplir las promesas que te has hecho a ti mismo, sobre todo si el dinero que regalas no juega un papel tan importante. Pero no se trata de dinero o de castigarse, sino de responsabilidad.

Cuando no tienes un plan claro y conciso para tus acciones, romperlo se vuelve muy fácil. Incluso puedes engañarte a ti mismo creyendo que no has hecho nada malo, que todo va según lo previsto. Una vez que pongas las cosas por escrito y hagas una promesa oficial, aunque sólo sea a ti mismo, cambiará tu forma de ver las cosas. Serás más consciente y más responsable de tus acciones o de la falta de ellas. Saber que estás rompiendo una promesa real, no una imaginaria, será un gran motor en tu vida, que te impulsará hacia adelante y te convertirá en un verdadero ganador. Sí, incluso los ganadores necesitan motivación, no hacen las cosas porque sí. Su motivación puede ser diferente, pero es importante empezar por algún sitio.

Sé que te gustaría que te diera los elementos exactos que debe tener tu contrato, pero lamentablemente no puedo hacerlo. No es que no quiera, es que cada persona es diferente y las cosas que necesita cambiar en su vida son muy diferentes. Algunas personas necesitan más ejercicio, mientras que otras necesitan socializar más, y también hay quienes necesitan pasar más tiempo trabajando y produciendo resultados.

No puedes empezar a cambiar tu vida sin reconocer dónde estás en el momento presente. Sería fácil darle una lista de tópicos: hacer más ejercicio, salir más, reírse más, etc., pero la simple verdad es que no funcionará para todos.

Si sientes que el aspecto social de tu vida es escaso, entonces haz un punto en tu contrato para salir con amigos o conocidos al menos dos veces por semana. Si sabes que podrías hacer más cosas en el trabajo, pero no lo haces porque procrastinas demasiado, ponlo. Y luego, al final de cada día, revisa bien tu contrato y pregúntate si honestamente hiciste todo lo posible por cumplir tus promesas. Una vez más, la honestidad es la clave aquí. No te mientas si estás realmente comprometido.

Ir por la vida sintiendo que cada día es sólo otro período de 24 horas que tienes que superar no es la mentalidad de un campeón. Tienes que estar motivado para hacer las cosas que te gustan y también las que odias. Para dar los primeros pasos, haz un contrato contigo mismo, ponlo por escrito, fírmalo y hazte responsable de romper las promesas que hiciste!

Capítulo 2 Siempre tienes una opción.

Si eres autodisciplinado, es poco probable que te equivoques a la hora de elegir qué visión seguir y cuál dejar de lado. La autodisciplina te permite elegir cosas que seguirán siendo valiosas para ti dentro de unos años, y no cosas que perderán su validez y utilidad en poco tiempo. Con la autodisciplina, no tomarás decisiones basadas en los sentimientos y la búsqueda de placeres vanos. La autodisciplina te permite separar los granos de la paja a la hora de elegir en qué gastas tu energía, tiempo y dinero.

La capacidad de autocontrol, canalizada con autodisciplina, es el principal factor que te ayuda a determinar cuál es una mala opción y cuál es la más rentable y beneficiosa. Si pones en práctica la autodisciplina, podrás hacerlo, aunque tengas muchas opciones y sean difíciles. Una vez elaborado el plan, será fácil elegir las actividades que le acerquen a sus objetivos personales y profesionales. Después de años de centrarme en desarrollar una mentalidad más positiva y tranquila, todavía tengo días en los que tengo que elegir dedicar más tiempo a los aspectos positivos que a los negativos. Hay días en los que me falta energía y siento que quedarme en la cama pensando en mi mal día es la mejor opción. Sin embargo, sé que centrarme siempre en crecer y corregir mi mentalidad depende completamente de mí. Entonces, ¿qué hago? Acepto mi mal día y me centro en los momentos felices. Me tomo mi momento en el que me siento en la oscuridad y reflexiono sobre las partes negativas de mi día. Entonces, empiezo a centrarme en los aspectos positivos. Empiezo por el principio y pienso en lo sana y feliz que es mi familia. Me concentro en mi trabajo y en lo mucho que disfruto con lo que hago. Pienso en todos los progresos que he hecho en mi mentalidad en los últimos años. Poco a poco, mi mentalidad empieza a cambiar. Empiezo a sentir que este día es un día. No define quién soy.

Es fácil deprimirse cuando se tiene un mal día. Hay días en los que salir de la depresión es más fácil y otros en los que es más difícil. Hay días en los que abrir tu libro de citas inspiradoras no te ayuda como lo hace normalmente y eso puede hacerte sentir peor. En estos momentos, tienes que seguir concentrándote en tus estrategias para hacer crecer tu mentalidad. La clave para recordar en estos momentos es que la forma en que respondes a tu mentalidad es tu elección. Pregúntate: "¿Voy a quedarme sentado y sentirme mal conmigo mismo o voy a levantarme, sacudirme el polvo y empezar de nuevo? Recuerda que puedes volver a empezar en cualquier momento del día.

Cuando disciplinas tu personalidad Hay tantos beneficios y ventajas que vienen con ser autodisciplinado, y estos beneficios no pueden ser exagerados. Aunque hay un dicho popular que dice que todo tiene un lado bueno y un lado malo, lo que pasa con la autodisciplina es que casi no hay lados malos o quizás los lados buenos han superado a los malos. La autodisciplina hace muchas cosas en tu vida. Puede mejorar su vida personal y sus relaciones, su vida profesional y su carrera, su visión de la vida y su forma de relacionarse con la gente en general. En resumen, la autodisciplina influye en nuestras vidas de todas las formas positivas posibles. La autodisciplina es el camino para lograr una vida plena y exitosa. A continuación se presentan diez beneficios indiscutibles de la autodisciplina que podrían hacer que te inicies en el aprendizaje de la autodisciplina.

La autodisciplina mejora tu rendimiento en todos los aspectos de tu vida. Ya sea su vida profesional, su vida personal, su vida social, su vida financiera o incluso su vida sexual, no hay ningún aspecto de su vida que no pueda mejorar con la autodisciplina. Cuando eres autodisciplinado, te vuelves más dedicado a las cosas que haces y te vuelves más disciplinado en la forma en que manejas tu vida y las situaciones en las que te encuentras. La autodisciplina te enseña a ser más detallista y dedicado a todo lo que haces y a cualquier objetivo que te propongas. Incluso cuando se hace algo que puede ser tan mundano como planificar una fiesta, se presta atención a cada pequeño detalle y así se obtiene el mejor resultado posible.

Se aprende el valor y la importancia del tiempo cuando se es autodisciplinado. La autodisciplina te enseña a tomar cada segundo que pasa como importante y vital para el éxito. Todos hemos sido educados con la idea de que el tiempo es riqueza y no espera a nadie. Cuando eres autodisciplinado, te esfuerzas al máximo por hacer algo productivo con cada segundo de tu tiempo. Esto te hace ser organizado y productivo. Cuando aprendes a comprender el valor del tiempo y a gestionarlo de forma inteligente, empiezas a dedicarte a cosas más productivas en lugar de perder el tiempo en cosas que apenas aportan valor a tu éxito. La autodisciplina te enseña esto.

La autodisciplina te enseña a controlar y dominar tus emociones con bastante facilidad. Una cosa importante que todos debemos aprender como seres humanos es que dar a nuestros sentimientos y emociones el poder de dominarnos puede hacer que nos sintamos abrumados, exhaustos y agotados. Pero la autodisciplina te enseña una forma de evitarlo, preparándote para tener siempre el control de tus emociones. Te instruye de tal manera que te resulta imposible ser controlado por tu mente, tus sentimientos o tus emociones, sino que, por el contrario, pasas a estar a cargo de estas emociones.

Otro beneficio indispensable de la autodisciplina es que te hace estar activo y comprometido. Si queremos tener éxito en la vida, nuestra mente y nuestro cuerpo deben estar siempre en estado activo. Deben estar dispuestos a perseguir las metas que nos proponemos y los sueños que queremos alcanzar. Cuando eres autodisciplinado, automáticamente tienes una gestión adecuada de tu tiempo y te organizas en todo lo que haces, lo que facilita la persecución activa de los objetivos que has anotado. Cuando escribes tus objetivos, ya están definidos y puedes pasar a planificar la forma de llevarlos a cabo. Esto sólo es posible cuando la autodisciplina prevalece en ti como ser humano. Sin un cierto nivel de autodisciplina, no podrás definir tus objetivos, y mucho menos perseguirlos.

Ser autodisciplinado desarrolla tu autoconciencia. Una vez que eres capaz de perfeccionar y dominar las habilidades de control de ti mismo y de tus emociones, te vuelves más consciente de ti mismo y de tus habilidades. Sabes lo que puedes hacer y lo que no. Lo bueno de esto es que puedes trabajar para mejorar en un área en la que crees que tienes limitaciones. Ser consciente de uno mismo también equivale a conocer todos tus puntos fuertes y débiles, lo que significa que puedes trabajar en ellos de forma saludable.

La autodisciplina te hace saber y comprender que en realidad no hay atajos para la riqueza o el éxito. Es posible que durante todo este tiempo hayas estado buscando una o varias alternativas a la riqueza y el éxito, y esto es probablemente porque te falta el espíritu de autodisciplina. Cuando la autodisciplina abunda en ti como persona, empiezas a darte cuenta de que el éxito no es un camino de ida, sino que realmente requiere trabajo duro y dedicación. No hay una forma fácil de alcanzar cualquier objetivo o sueño que hayas concebido en tu mente. Hay que tener celo y dedicación hacia tu objetivo, esto es lo que te enseña la autodisciplina.

Enseñarle a controlar sus excesos es otro beneficio de la autodisciplina. La autodisciplina abundante te ayuda a aprender lo que es la moderación. En todo lo que hacemos, siempre debe haber un nivel de moderación. Cuando gastamos, debe haber moderación. Cuando comemos, debe haber moderación. Debe haber moderación en el número de horas que utilizamos para holgazanear y también en el número de horas que utilizamos para trabajar. Cuando se es autodisciplinado, se entiende que tiene que haber un equilibrio para que todo salga exactamente como está previsto. Te hace comprobar cuáles son tus excesos y te enseña a controlarlos.

Cuando has absorbido el hábito de la autodisciplina, te vuelves más alerta y enérgico. Tus sentidos se vuelven hipersensibles y esto hace que seas más consciente de todo lo que haces. Intenta en la medida de lo posible ser cauto y meticuloso en todo lo que haces, evitando así que te entregues a cosas contraproducentes. Incluso cuando intentas darte un capricho que no merece la pena, tus sentidos te alertan inmediatamente y te controlas automáticamente.

La autodisciplina te hace capaz de distinguir entre lo que está mal y lo que está bien. Elegir entre dos cosas puede ser una de las cosas más difíciles de hacer, y cada elección que hagamos y decisión tendrá definitivamente un impacto en nuestras historias de éxito. Aunque cualquiera puede tomar decisiones correctas o incorrectas, sin embargo, como persona con autodisciplina, es muy probable que tome decisiones buenas sobre las malas. Por ejemplo, una persona ebria con autodisciplina optaría por conseguir un coche de alquiler que le llevara a casa en lugar de conducir sola, mientras que una persona ebria sin autodisciplina es más probable que conduzca sola incluso cuando es obvio que beber y conducir es irresponsable.

La personalidad no es algo que se cambie de la noche a la mañana, sino que requiere un proceso gradual con suficiente constancia. ¿Qué le hace ser coherente? Es la fuerza de voluntad y tu autodisciplina. Si haces las cosas bien, tus acciones gritan con fuerza que tu voz no puede ser escuchada.

Elegir con antelación

A veces, puede ser fácil retroceder en su disciplina si se encuentra en una "zona gris". Por ejemplo, digamos que tienes el objetivo de querer pasar más tiempo de calidad con tus seres queridos, y mientras estás en casa de un ser querido, ellos están ocupados haciendo algo, como buscar algo u ordenar. Si aún no has tomado la decisión, podría ser fácil optar por sacar tu teléfono y empezar a enviar mensajes de texto o desplazarte por las redes sociales mientras esa persona se ocupa de lo que sea que esté haciendo. Sin embargo, hacer esto sólo significa que estás quitando tu concentración y atención al distraerte con tu teléfono. Sin embargo, puedes justificarlo ante ti mismo porque esa persona está ocupada por el momento y, por tanto, no debería interrumpir la calidad de vuestro tiempo juntos. Si lo justificas porque nunca tomaste una decisión en primer lugar, es posible que luego te arrepientas de la decisión que tomaste. Por ejemplo, tal vez mientras estabas revisando tu teléfono, viste algo interesante o importante, y ahora te distraes con ese tema. En lugar de poder concentrarse en estar presente con su ser querido, se encuentra pensando constantemente en lo que lee y sintiéndose impaciente por responder o ocuparse de esa cosa.

Este tipo de situaciones pueden surgir de muchas maneras en tu vida. Si no decide de antemano lo que va a hacer, puede encontrarse haciendo trampas en su dieta en un restaurante o saltándose su rutina de ejercicios en vacaciones. Puede que te encuentres con actividades que te distraen de tus aficiones, te impiden sumergirte plenamente en tu fe o te impiden avanzar en la construcción de una relación contigo mismo. Cuando ocurre algo inesperado, puedes tomar una mala decisión que al final te lleve a no lograr lo que querías lograr, para luego darte cuenta de lo que hiciste.

En lugar de lanzarse a situaciones inesperadas y tomar malas decisiones, decida elegir con antelación. Cree planes sobre qué hacer en caso de situaciones inesperadas y trabaje para poner en marcha esos planes cada vez que surja una situación inesperada. Cuanto más puedas seguir con estos planes para momentos inesperados y mantenerlos, mejor podrás seguir con tu autodisciplina.

Capítulo 3 El éxito es un proceso, no un momento de gloria.

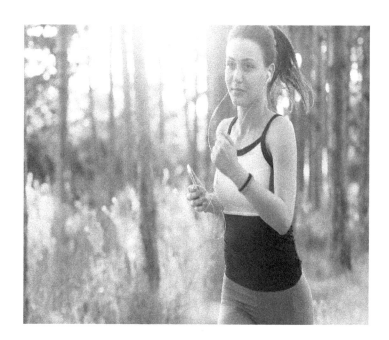

- ¿Qué es exactamente el éxito? Las definiciones más típicas del éxito apuntan todas a un estado de realización, felicidad, afecto, seguridad y salud. Es la naturaleza humana básica la que nos impulsa a ello, pero no es particularmente una cosa de "talla única". Lo que puede significar para ti puede no significar nada para otra persona. Incluso para uno mismo, tener éxito en un área no garantiza precisamente grandes resultados en todos los demás aspectos de la vida. Incluso el éxito profesional, que es una gran prioridad, nunca completa el rompecabezas. El éxito saludable requiere mejores resultados en otras áreas como los estudios, las relaciones familiares y románticas, e incluso el mantenimiento de un estilo de vida saludable.

- Incluso sin una fórmula predefinida para el éxito, numerosas personas han sido capaces de alcanzarlo fijando y logrando diversos objetivos. Hay numerosas cosas esenciales que pueden permitirle obtener los resultados que necesita.

- Mentalidad de crecimiento

- - Puedes tener una mentalidad fija o una centrada en el crecimiento. Cuando se tiene una mentalidad fija, se cree que cosas como la inteligencia no pueden cambiarse porque son estáticas. La mayoría de las veces, las personas con una mentalidad fija tienden a pensar que el éxito es el resultado de talentos innatos o no ganados. Como resultado, nunca reconocen la necesidad de trabajar duro, especialmente frente a los desafíos, porque simplemente creen que no poseen las habilidades innatas para tener éxito.

- - Sin embargo, una mentalidad de crecimiento te inculca un impulso para cambiar y aprender constantemente mientras te esfuerzas más cuando las dificultades se presentan. De este modo, aumentan las posibilidades de alcanzar los objetivos que se han fijado. Si quieres inculcarte una mentalidad de crecimiento, los siguientes consejos pueden ser útiles:

- - Reconozca el papel que desempeñan sus esfuerzos en la consecución del éxito. Acepta el hecho de que tus esfuerzos pueden conducir a un crecimiento significativo, en lugar de pensar que tienes capacidades limitadas.

- - Adquirir nuevas habilidades. Las personas con una mentalidad de crecimiento buscan aprender a lidiar con todos los retos a los que se enfrentan con éxito, y asumir las habilidades necesarias para triunfar es una estrategia que rara vez falla.

- - Aprender del fracaso. Una mentalidad de crecimiento hace que las personas vean el fracaso como una oportunidad para aprender y no como una medida de sus capacidades.

- - Cultivar la inteligencia emocional

- - La inteligencia general desempeña un papel muy importante en la mejora de las posibilidades de éxito de cualquier empresa. Sin embargo, la capacidad de comprender, aplicar y razonar emocionalmente supera a otras formas de inteligencia. Se llama inteligencia emocional y te ayuda no sólo a controlar tus emociones y acciones, sino también a entender a otras personas sin falta.

- - La inteligencia emocional puede aprovecharse gradualmente a través de los siguientes métodos:

- - Ser consciente de tus emociones. Esto implica ser consciente de todas tus emociones y sus desencadenantes.

- - Gestionar las emociones. Da un paso atrás y trata de analizar las cosas con imparcialidad. No reprimas ni reprimas tus emociones, sino que busca formas adecuadas y saludables de gestionarlas.

- - Ser más activo en la escucha. Escuchar a los demás no consiste sólo en oír activamente, sino también en observar las señales no verbales que comunican las personas con las que te relacionas.

- - Aprovechar la resiliencia mental

- - Esto se refiere en gran medida a la dureza que las personas tienen y utilizan para seguir adelante cuando se encuentran con diversos desafíos. Ven todos los obstáculos que encuentran como oportunidades o peldaños hacia sus objetivos. Esa resistencia se construye en gran medida gracias a un compromiso fijo y firme de terminar lo que se empieza. También se basa en una gran confianza en sí mismo, y los individuos que son mentalmente resistentes se ven a sí mismos como dueños de su propio destino.

- - ¿Se puede cultivar la resiliencia mental? Ciertamente. Los trucos que se exponen a continuación pueden ayudarte a ser más fuerte y a afrontar o aceptar los retos de forma más positiva:

- - Una firme confianza en sí mismo. Elimine la autoconversación negativa y busque mejores formas de mantenerse motivado y tener sentimientos más positivos.

- - Mantener el rumbo. Incluso cuando parece que no puedes lograr el objetivo que te has propuesto, nunca dejes de intentarlo y sigue adelante. Cuando surjan contratiempos, sepa que puede aprender habilidades que le ayudarán a superar los obstáculos con facilidad. Si crees que puedes aprender del fracaso, estás en el camino del éxito.

- - Fijación de objetivos. Tener objetivos hará que tengas algo a lo que aspirar mientras trabajas. Los objetivos pueden ser difíciles, pero te ayudan a avanzar.

- - Obtener apoyo. Es difícil lograrlo solo. Por eso las relaciones estrechas son especiales, y ayudan a que las cosas vayan mucho mejor. Ya sean mentores, amigos o familiares, pueden

ayudarte a dar motivación y consejo cuando lo
necesites para mantenerte en tu camino.

Refuerza tu autodisciplina

- - La autodisciplina y la fuerza de voluntad son fundamentales para el éxito, y pueden cultivarse para mejorar las posibilidades de alcanzar cualquiera de tus objetivos. El concepto más importante que conduce a una mayor fuerza de voluntad es el retraso de la gratificación. Esto implica ser paciente o persistente ante los desafíos mientras esperas los resultados de tu duro trabajo. ¿Cómo desarrollar una mayor fuerza de voluntad? Considere las siguientes sugerencias:

- - Aprender a tener y utilizar las distracciones. Distraerte te permite evitar que los momentos de debilidad te hagan caer y detengan tu progreso. Si te has fijado ciertos objetivos y te enfrentas a tentaciones que pueden alterar tu rumbo, tener una distracción te permite esquivar posibles fracasos.

- -Ejercicio. Hacer ejercicio de forma constante puede ayudarte a tener una mayor fuerza de voluntad, aunque puede requerir mucho esfuerzo, dedicación e inversión de tiempo.

Puedes empezar con pequeños pasos y construir cosas más grandes a medida que tu voluntad interior se hace más fuerte. Con el tiempo, te verás capaz de manejar cosas más grandes y evadir tentaciones sin un intenso esfuerzo consciente.

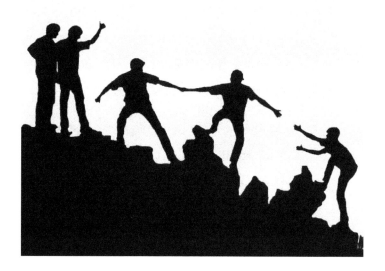

Motivadores intrínsecos como prioridad

- - Normalmente, los motivadores personales o intrínsecos pueden animarte más a conseguir tus objetivos que los externos. Los motivadores extrínsecos, como los premios, la fama y el dinero, son muy populares y pueden desempeñar un gran papel a la hora de mantenerte en el camino del éxito. Sin embargo, tus motivadores intrínsecos te mantendrán impulsado al éxito incluso en tus momentos más bajos. En general, los motivadores intrínsecos contribuyen en mayor medida al éxito, ya que lo haces por satisfacción personal. La motivación intrínseca implica hacer cosas que te gustan, valorar la importancia de tu trabajo o estar satisfecho con los resultados que aporta tu trabajo. Por ello, la motivación intrínseca es mucho más eficaz para mejorar la calidad de su rendimiento que cualquier incentivo externo. Si crees que tienes poca motivación intrínseca, no te preocupes porque puedes cultivarla fácilmente.

- - Puedes aumentar tu motivación interna practicando lo siguiente:

- - Tener objetivos inspiradores. Si tus objetivos son un poco difíciles, pero alcanzables, el impulso para trabajar hacia ellos aumenta. Los retos le ayudan a mantener el interés en una tarea concreta, a obtener información esencial sobre las áreas que necesitan ser corregidas y también a fomentar la autoestima.

- - Tener más curiosidad. Busque cosas que pueda considerar interesantes o sobre las que le gustaría saber más.

- - Intenta mantener el control. Si sientes que no tienes ningún control sobre los resultados de un objetivo concreto, tu motivación puede decaer. Sin embargo, participar activamente ayuda a crear más entusiasmo intrínseco para trabajar aún más hacia el objetivo fijado.

- -Abraza la competencia. Es la realidad de la vida tener a otras personas trabajando por los mismos resultados que tú también te esfuerzas por conseguir. Sin embargo, esto nunca debe desanimarte, sino darte aún más razones para hacerlo mejor, porque puedes comparar tu trabajo con el de ellos y saber en qué debes mejorar.

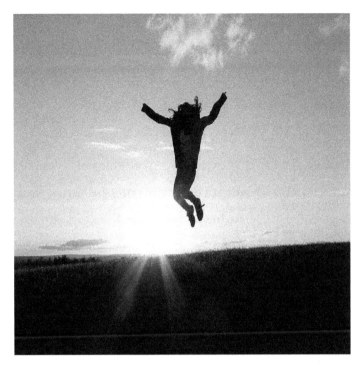

La verdad sobre la motivación

La motivación es ese deseo de actuar para conseguir un determinado objetivo. Es una fuerza mental, consciente o subconsciente, que desencadena la acción. ¿Es la motivación un ingrediente necesario para el éxito? La respuesta es relativa. Verás, la motivación en sí misma es voluble. Es un sentimiento fugaz que va y viene. Un minuto está ahí y al siguiente ya no. Ya no te apetece hacer lo que tanto te entusiasmaba unos días antes.

Un día, decides iniciar una cultura de la lectura. La gente con éxito lee, ¿verdad? Investigas y haces una lista de una docena de libros que te gustaría leer. Pide copias impresas en la librería. Decides no coger la opción del libro electrónico porque habrá distracciones en tu ordenador. ¿Y a quién no le gusta el olor a recién impreso de un libro nuevo?

Después de un día ajetreado en el trabajo, y en algún momento entre hacer la cena y acostar a los niños, casi no queda energía. Ya no tienes ganas de leer. Los libros que compró con tanto entusiasmo están acumulando polvo en la estantería. ¿Qué pasó con la motivación?

Hemos definido la motivación como el deseo de hacer algo. El deseo a veces estará ahí, especialmente al principio. Y habrá días en los que simplemente no estará. No puedes permitirte el lujo de sentarte a esperar esa sensación. Hay que aprender a hacer lo que hay que hacer, te apetezca o no. La gente que te rodea y que hace cosas no siempre tiene ganas de hacerlas. Ellos también tienen días en los que no quieren salir de la cama más que tú. Pero han aprendido lo que están aprendiendo ahora; que la motivación es un mal líder. Han cultivado la autodisciplina. Se esfuerzan por hacer lo necesario cada día. Y tú también puedes.

Estamos de acuerdo en que la motivación en su máxima expresión puede hacer que empieces con buen pie. Eso significa que sigue siendo importante aprender a motivarse.

Empiece por fijar objetivos. Haz que sean objetivos SMART. Luego viene la parte más difícil, pasar a la acción. Así es como puedes proceder.

Visualiza el resultado.

Imagina cómo será tu vida cuando consigas tu objetivo. Piensa en los beneficios y no en las dificultades. ¿Va a abrir un negocio? Visualízate como el dueño de un negocio próspero, de tal manera que los demás acudan a ti para ver cómo se hace. Esto también significa unos ingresos decentes y una vida cómoda para tu familia. Si tienes deudas, imagina un momento en el que las habrás compensado. También habrá contratado a personas, dándoles la oportunidad de ganarse la vida.

Si estás trabajando en un segundo empleo para financiarte la carrera, no te preocupes por la monotonía en la que te ahogas en ese momento. Piensa en las oportunidades que te abrirá la graduación. Es posible que por fin puedas dejar el trabajo que no te gusta y encontrar un empleo de ensueño. Y los ingresos que vendrán con él. Ya no tendrás que rascar el fondo de la escalera, viviendo a duras penas. Visualiza las cosas que vas a comprar. Descargue las imágenes y guárdelas en su dispositivo. Míralos a menudo. Siempre que sientas que la tarea se hace demasiado difícil, recuérdate a ti mismo cómo es el futuro, una imagen brillante que no puedes dejar escapar.

Recuerda los malos tiempos

Si crees que no te gusta tu trabajo y la sola idea de levantarte por la mañana te deprime, recuerda los tiempos en que no tenías trabajo. Recuerda haber enviado tu currículum a una docena de empresas y haber recibido cartas de arrepentimiento en el mejor de los casos. Recuerdas la ansiedad cuando se te acumulaban las facturas. ¿Sigue siendo reacio a levantarse e ir a trabajar? Poco probable.

Hacer ejercicio es difícil, pero ¿es más difícil que controlar las enfermedades del estilo de vida? Recuerda el dolor, las visitas al médico, las pastillas, las inyecciones y la ansiedad de ver cómo tu salud cae en picado. ¿Y el exceso de peso que te convirtió en el hazmerreír? Y nunca has encontrado ropa decente de tu talla, y sólo unas pocas cosas monótonas metidas en un rincón de "tallas grandes" de la tienda. ¿Quieres volver a pasar por esa angustia?

Olvidamos rápidamente. La vida mejora un poco y nos olvidamos de lo mal que estaban las cosas. Perdemos la gratitud por el progreso que estamos haciendo.

Sólo hazlo

Nike tenía razón. A veces hay que hacerlo, no importa cómo te sientas en ese momento. A menudo confiamos en la motivación para empezar a hacer algo. Sin embargo, también puede ocurrir lo contrario. La acción puede ser el antecedente de la motivación. Piensa en esa vez que no te apetece hacer ejercicio. Sin embargo, te arrastras, prometiéndote sólo unos 30 minutos. Empiezas a correr en la cinta y a acelerar el ritmo. Ni siquiera te das cuenta de que han pasado 30 minutos. Antes de que te des cuenta, estás pasando la marca de la hora. Un escenario similar se aplica a otras actividades. Al principio te sientes lento, pero una vez que te pones manos a la obra, te sientes lleno de energía. No te sientes a esperar la motivación. Puede estar escondido en la misma actividad que estás posponiendo.

Obtenga inspiración

Busca a otras personas que hayan destacado en el campo al que quieres dedicarte. Lee sus blogs/libros, mira sus vídeos y cualquier otra información que puedas conseguir. Esto amplía tus puntos de vista y te da nuevas ideas. Siguiendo a estos creadores de tendencias, también puedes interactuar con otros que están haciendo lo mismo. Unirse a personas con intereses similares abre una nueva vía. Puedes intercambiar ideas, planificar actividades, competir, discutir oportunidades, responsabilizarte mutuamente, etc. Este grupo te animará cuando tengas esos días tranquilos.

Ser social

Aparte de las empresas online como en el caso anterior, puedes encontrar gente a tu alrededor con objetivos similares. Iniciar un negocio es más fácil con un socio. También lo es hacer ejercicio. Os animáis mutuamente y encontráis la fuerza para seguir adelante. Os convertís en guardianes de los objetivos del otro, para poder seguir el progreso y prestar atención en caso de que uno de vosotros pierda el control. La unión hace la fuerza, y puedes utilizarla para trabajar con firmeza hacia tu objetivo.

Capítulo 4 El verdadero propósito de tu vida.

Tienes cosas que desencadenan tus debilidades y cosas que alimentan tus mayores fortalezas. Descubrir las cosas que sacan lo mejor de ti y las que sacan tus puntos más débiles te ayudará mucho a hacer que tu autodisciplina sea muy sencilla y fácil. Esto significa que tienes que dedicar tiempo a aprender más sobre ti mismo. La construcción de la autodisciplina se reduce a la superación de tus impulsos y deseos negativos más fuertes.

Por lo tanto, saber qué es lo que disminuye tu capacidad de resistir el deseo de las cosas que estás tratando de eliminar de tu vida y evitarlas te ayudará mucho a lograr tu objetivo de autodisciplina. Si te cuesta mantenerte alejado de la comida basura, de los incendios, de los alimentos azucarados y de todos los demás alimentos que te han aconsejado evitar, asegúrate de evitar situaciones que puedan hacer que no te resistas, como guardar esos alimentos en el frigorífico.

Todos tenemos nuestros momentos de debilidad. Por muy disciplinado que seas, hay veces que te encontrarás incapaz de resistirte a cosas que normalmente resistirías sin mucho esfuerzo en un día normal. Si las personas muy disciplinadas pueden ser vulnerables a estas debilidades ocasionales, tú también puedes serlo. La mejor manera de evitar agarrar alimentos que harán que todo su plan de dieta de pérdida de peso sea un desperdicio es asegurarse de que tales alimentos no se encuentren cerca de su cocina o en cualquier lugar de su casa.

En el momento en que cometas el error de permitir que esos alimentos entren en tu casa, llegará un día en que no podrás resistirte a su deseo. Esto también se aplica a las situaciones en las que se intenta dejar la adicción al alcohol o a las drogas. La única manera de escapar de los periodos de antojos intensos es deshacerse de todas las bebidas o drogas de su casa, oficina o donde sea que pase la mayor parte de su tiempo.

Tu entorno y las personas que lo componen desempeñan un papel importante cuando te esfuerzas por deshacerte de ciertos hábitos y crear autodisciplina. Tienes que asegurarte de que no estás rodeado de personas que intenten disuadirte de tu proyecto de construir la autodisciplina. En su lugar, rodéate de motivadores como citas positivas, historias sobre los beneficios de ser autodisciplinado, historias de hombres y mujeres que acabaron consiguiendo grandes cosas en la vida porque eran autodisciplinados, etc.

Un viaje rápido para ayudarte en este viaje es conocer tus puntos más débiles y evitarlos. Una forma de conocer tus puntos más débiles es prestar atención a los detalles que ponen de manifiesto tus mayores desmoralizadores. Piensa en las cosas que haces que te hacen perder el interés por perseguir tus objetivos.

Piensa en lo que te hace querer abandonar y en lo que te hace querer darlo todo hasta conseguir tu objetivo. Piensa en los lugares, las personas y los escenarios que hacen que tu pasión se encienda. En el momento en que seas capaz de identificar tus principales detractores, podrás evitarlos y ser más autodisciplinado.

Cómo sentirse seguro de sí mismo

Muchas personas no nacen seguras de sí mismas. Usted puede ser uno de ellos. Afortunadamente, este valor se puede trabajar a la perfección de varias maneras. Una vez conseguida, la confianza mejorará enormemente la calidad de su vida.

Piensa en positivo.

La realidad es lo que tú percibes que es. Si crees que te sientes seguro de ti mismo, es que lo estás. Reviva sus situaciones más felices. Pensar en positivo no es engañar o engañarse, sino tomar el control. No te permitas vivir con pensamientos negativos. Aprenda a parar cuando se dé cuenta de ello o encuentre una forma de replantearlas de forma positiva. No seas duro contigo mismo. Cuando piensas en positivo, también tiendes a tener más confianza en ti mismo en muchos aspectos.

Sé agradecido.

Cuanto más piensas y afirmas de verdad que las cosas te funcionan de manera, más afirmas que eres bueno en lo que haces y que tienes todo el apoyo contigo. Tienes la habilidad, el talento, la mentalidad, tus seres queridos y un futuro que perseguir. Esto es todo lo que necesitas para avanzar, y significa mucho.

Sonríe

Sonríe y serás más feliz. No esperes a ser feliz para sonreír. Sonríe y sé feliz. Sonríe y notarás que tus niveles de estrés y tu presión arterial bajan. La sonrisa es un muro de inmunidad contra la enfermedad y la negatividad. Sonríe y parecerás más atractiva. Sé feliz y aumenta tu confianza. Cuando todo depende de ti y lo haces ver bien, entonces no tienes motivos para preocuparte.

Habla contigo mismo.

Dígase a sí mismo lo auténtico que es y que su brillantez es inigualable porque existe por sí mismo. No le debes nada a nadie. Habla contigo mismo en el espejo y anímate a ir a por lo que tienes que conseguir, a pesar de todo y de todos. Habla de fuerza, habla de velocidad, habla de exactitud y precisión y habla de resultados porque no te mereces menos de lo que quieres en valores, acciones y rendimientos.

Vístete con cuidado

Cuando crees que te ves bien para el evento, tienes más confianza en él y en ti mismo. Dúchate, ponte ropa limpia a propósito, desodorante y simplemente siéntete recogido y arreglado. La modestia es buena, pero la intención es grande y poderosa. Es un lenguaje codificado y descodificado con gusto y medida de precisión.

Cuida tu postura.

Mantén la barbilla alta, los hombros hacia atrás y camina como si fueras el dueño del lugar. Ocupa suficiente espacio para ti. No seas implacable. Sé flexible, relajado pero estable y sin miedo. Tengan confianza y que así sea.

La práctica.

Entrénate para verte mejor. Estar mejor te hace sentir mejor. Además, hacer ejercicio te hará sentir más productivo, con más energía, y añadirá vigor y dimensión a tus movimientos y actividades. Hacer ejercicio te hace sentir que te contienes a ti mismo y que eres más capaz de manejar lo que se te viene encima.

Llevar el color

En los humanos, el color tiene que ver con el estado de ánimo. Cuando sólo se ve lo brillante, lo más probable es que sea así como se espera que vayan las cosas. Si llevas un color apagado, pues también es el tipo de recepción que esperas. El pequeño pico de dinamismo podría ser todo lo que necesita su confianza. Es posible que tu amigo o tu estilista te aconsejen con antelación sobre los colores y los detalles de las prendas que debes elegir para determinados eventos.

Habla con todo el mundo y los elogios son merecidos.

Podría pensarse que es lo contrario. Cuando entiendas a las personas, sabrás cómo actuar con confianza con ellas. Simplemente, habla con todo el mundo, aunque sea durante unos segundos. La gente es amable y no intentará atraparte o juzgarte en función de tus declaraciones. Más bien, los beneficios son mutuos. A la gente le gusta que se le acerque para conversar y agradece que rompa el hielo por ellos. Y eso es un beneficio para ti.

Cómo dejar de procrastinar

Procrastinar significa simplemente dejar las cosas sin hacer hasta el último momento. Te cuesta empezar una tarea. Y hacer una tarea en el último momento significa hacerla sin cuidado, dando un mal resultado. Déjanos algunas estrategias sobre cómo puedes superar este problema.

No seas duro contigo mismo.

Pensar y tratarse con más ahínco no hará que las cosas se hagan. Concéntrese en lo que tiene que hacer. Evite los sentimientos de culpa y arrepentimiento. Hazlo de forma sencilla y empieza a trabajar en la tarea.

Empieza en pequeños trozos o duraciones de tiempo.

Si temes que el trabajo te lleve mucho tiempo, empieza dando pequeñas cantidades de tiempo y descansos regulares. Con el tiempo, aprende a asignar más y más tiempo hasta que puedas hacer más cosas a la vez.

Empezar fuerte es lo más difícil.

Ya sea por la mañana o simplemente cuando estés lleno de energía para empezar la tarea, empieza por las cosas más difíciles y avanza con el tiempo hacia las partes más fáciles.

La práctica hace al maestro.

Empieza por centrarte en hacer el trabajo. Aunque al principio no será perfecto, con el tiempo aprenderá a hacer las cosas mejor. Anímate a mejorar con cada ronda sucesiva y recompénsate cuando lo consigas.

Preparar un lugar conveniente para trabajar

Encuentre el lugar más conveniente donde pueda trabajar con la menor cantidad de interrupciones. Necesitas silencio, suficiente luz y un acceso rápido a las herramientas accesorias. Evita las distracciones del teléfono. En su lugar, utilícelos para programar sus despertadores para ir a trabajar. No te metas en internet. Si tienes que escuchar música, que sea sin letra. Pero en general, guarda los aparatos hasta que hayas terminado una sesión.

Planifique sus tareas y objetivos con antelación

Haz un calendario con una semana o incluso dos de antelación, con una lista de los objetivos que debes cumplir y su importancia. A continuación, asígnales su respectivo tiempo de trabajo. Al ver regularmente su agenda frente a usted, se sentirá motivado para empezar. Puedes practicar con los planificadores y analizar qué tareas hay que hacer inmediatamente, más tarde, son importantes o se pueden eliminar.

Haz una cosa a la vez.

Intenta concentrarte en completar una cosa antes de la siguiente. Si sigues bien tu plan previo, trabajarás con eficacia. Evita la multitarea, ya que mantiene tu atención dividida, lo que te ralentiza y afecta a la calidad de tu trabajo.

Ten a alguien que te mantenga en el camino.

Un amigo honesto y servicial puede ayudarte a ser responsable de tus objetivos y de tu tiempo. Pueden ayudarte a controlar cómo llegas al trabajo y cómo configuras tu puesto de trabajo, cómo trabajas y tu índice de cobertura. Así podrán aconsejarle sobre cómo mejorar con el tiempo.

Empezar de nuevo

Cada día es una nueva oportunidad para empezar de nuevo y hacer cambios en tu vida, sin importar cómo haya sido el pasado. Así es como puedes empezar de nuevo.

Deja atrás el pasado.

Deja de aferrarte a relaciones, trabajos u otras situaciones del pasado. Lo que ha sucedido no se puede cambiar y no se puede cambiar. No es necesario perdonar o entender primero, sólo centrarse en lo que importa este momento en adelante y olvidar lo que el pasado tenía.

No te pierdas la lección.

Si tienes que recordar algo de tu pasado, elige recordar lo que has aprendido que te ayudará a ser mejor o a hacer las cosas de una manera mejor.

Ser vencido no significa ser derrotado.

El hecho de no haberlo hecho anteriormente no significa que el futuro sea sombrío. Hay una diferencia entre ser vencido y ser derrotado. Haz un balance de tus acciones y de cómo te llevaron a tus pequeños éxitos y fracasos en el pasado.

Volver a empezar

Simplemente empieza a hacer las cosas de nuevo, siempre y cuando hayas realizado tu debida diligencia sobre cómo hacerlo mejor esta vez. No es necesario anunciar a nadie ni pedir su permiso o justificación. Vuelve a empezar y deja que los demás te alcancen cuando los resultados empiecen a verse.

Conecta con tu propósito.

Las cosas tienen más sentido cuando están alineadas con el propósito de tu vida. Investiga para qué existes y ve cómo tus objetivos se alinean de esa manera. El propósito enciende la pasión y la excelencia, y te llena de satisfacción con cada pequeño logro que alcanzas. Además, en última instancia, tendrá la visión de potenciar a las personas en sus habilidades e invertir más en su crecimiento, y obtendrá gratificación de su progreso diario.

Tome decisiones en función de sus objetivos.

Al identificar tu propósito, decides tus misiones y objetivos y qué visión quieres alcanzar. Los objetivos te permiten dividir tus sueños en piezas tangibles. La misión es una hoja de ruta que muestra la influencia que se ejerce en el camino. Mientras que la visión te hace recordar lo que significa el sueño una vez actualizado. Así que fija tus metas y objetivos a largo y corto plazo y comprométete a alcanzarlos en plazos concretos.

Sé consciente de tu lema.

Vive el presente y conecta con lo que ocurre a tu alrededor. Comienza a influir en tu entorno inmediato hacia adelante. Aprovecha cada momento en el que estás para influir en tu futuro.

Ten en cuenta tulema.

Vive en el presente y conéctate con lo que está sucediendo a tu alrededor. Comience a influir en su entorno inmediato hacia adelante. Maximiza cada momento que quieras para influir en tu futuro venidr.

Sal de ti mismo ysuperate.

Tienes que tener claro cuál es tu propósito en la vida y tener una hoja de ruta de cómo vas a trabajar en ello. Entonces empieza. No es necesario conocer cada detalle de la ruta con antelación. Vas a abrirte camino caminando. Deje de esperar a que la información comience. Los llevarás por el camino. Adelante, las cosas te responderán.

Sé auténtico.

Conoce tus valores y trabaja a partir de ellos. Reconozca cierta vulnerabilidad cuando se produzca. Lo superarás. Busca la ayuda de otros cuando sea necesario. Sólo planea tomar las medidas necesarias y estar abierto a aprender sobre la marcha. Sé sensible y razonable, refiriéndote a tu visión y entre las corrientes y arroyos.

Sigue celebrando tus progresos.

Concéntrese en sus objetivos, reconozca sus progresos y trabaje de forma más creativa.

Cómo dejar de quejarse

Muchas personas optan por quejarse en lugar de trabajar en las cosas que necesitan. Como resultado, su vida sigue siendo miserable, si es que no empeora. Así es como puedes deshacerte de él.

Sé asertivo.

Pide lo que necesitas de forma respetuosa y lo obtendrás. Expresa tus opiniones y defiende tus derechos mostrando consideración por los pensamientos de los demás. Sólo consigue lo que quieres cuando lo pides, no te rindas ni te apacigües.

Mantén la mente abierta.

El cambio puede ser incómodo y las nuevas ideas extrañas, pero así es como la vida va de bien a mejor. Esté abierto a lo nuevo y sea rápidamente flexible para poder fluir con facilidad.

Acepta la responsabilidad.

Asume la plena responsabilidad de tus decisiones y acciones para mantener el rumbo en tu totalidad. Corrige cualquier error a tiempo. Juega en las primeras líneas, no en las segundas.

En cambio, critica de forma constructiva.

No te quejes sólo de las cosas. Sé un poco más objetivo diciendo cómo se pueden mejorar las cosas y sigue tu camino para probar las sugerencias.

Practicar la gratitud

Quejarse es una falta de reconocimiento de la oportunidad que tienes de hacer que las cosas funcionen. Agradece las cosas que recibes y pronto descubrirás que hay mucho más en tu camino.

Sé apasionado, no juzgues.

Esté dispuesto a actuar para ayudarse a sí mismo y a los demás a salir de la situación. Los sentimientos sinceros son de naturaleza positiva, no negativa, y te moverán a la acción. Muévete para que las cosas se vean y funcionen mejor para ti y para los demás.

No se pierda la lección

El mundo no es perfecto, ni tampoco lo son todos sus detalles. Pero es un buen lugar para estar. Aprende mientras dure, y no tendrás nada que perder al final de todo.

Aprender Mindfulness.

La atención plena es la aceptación del presente con su estado de cosas y una cuidadosa selección de las ventajas sobre los deméritos. Sé consciente de lo positivo y vive positivamente. Esto hará que tus actitudes y emociones se potencien y lleves una existencia extraordinaria.

Cómo deshacerse de los malos hábitos

Todo el mundo tiene uno o dos malos hábitos. ¿Cómo puede deshacerse de ellos?

Estudia tú mismo

Conozca sus desencadenantes y evítelos en todos los casos. Además, siempre que sucumbas, hazlo un poco doloroso asociándolo a una forma de autocastigo. Piense en sus hábitos y vea cómo puede mejorarlos. Tómate un tiempo y sigue controlando cómo vas cambiando en este sentido. A continuación, aplique más y más medidas correctoras a medida que vaya progresando.

Desarrolla tu fuerza de voluntad.

Encuentre formas de recordarse a sí mismo que debe actuar de forma saludable en todas las circunstancias. Haz notas, recordatorios en tus gadgets móviles y en el calendario, etc. Hazlo durante un tiempo y pronto te liberarás de tus malos comportamientos.

Cambia tu entorno

Fíjate en dónde pasas tu tiempo, en qué lo gastas, qué guardas, rutas, etc. Abandona algunas cosas y amigos y encuentra mejores sustitutos. A continuación, establezca una estación correctiva en la que pueda entrenarse para dejar de hacer algunos gestos y adquirir otros. Prueba.

Mantenga un programa de revisión.

Crea un plan que te oriente sobre qué hacer si recaes en tus conductas. Establezca un sistema que le permita ser sensible a sus tendencias de recaída y a lo que debe hacer cuando se produzcan. Comprométete disciplinadamente a seguirlo.

Piensa en ti mismo y en tus hábitos de forma diferente. Hazte responsable y respetuoso y entrénate para tratarte con honor y decoro. Conoce tus verdaderos valores y vive según ellos.

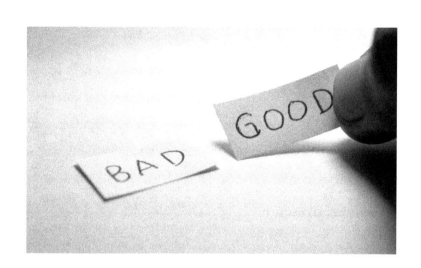

Capítulo 5 Cómo conseguirlo.

1% de mejora. Puede parecer poco, pero lo cierto es que cada día mejoramos o disminuimos un poco.

Si lo miras como un eje X e Y alineado que va hacia arriba y hacia abajo. Si pones tu vida justo en el centro, paralela al eje X. Se puede ver que habrá una tendencia gradual al alza o una tendencia gradual a la baja.

Esto puede ser desalentador si se mira de forma equivocada.

Puede que pienses "no tengo ningún control sobre esto, es sólo la forma en que mi vida va".

O puede hacerte reflexionar si realmente ves cómo las pequeñas cosas que haces cada día suman sin importar lo que sea. Pueden ser buenos o malos, no juzgan.

El proceso se denomina ganancia agregada. Es el efecto compuesto de un hábito bueno o malo.

Veamos varios ejemplos. Si nunca te pierdes un entrenamiento, con el tiempo, la ganancia agregada será una forma física sólida.

Digamos que tu nutrición es algo con lo que luchas y continúas haciendo malas elecciones de alimentos día tras día, te encontrarás con sobrepeso y con enfermedades prevenibles como las enfermedades del corazón y la diabetes.

El objetivo, según James Clear, son las pequeñas victorias y las ganancias lentas. El sistema está donde está y tienes que dominar tus hábitos. No pretendas hacer grandes cambios de golpe.

Tener grandes objetivos es maravilloso, pero también es intimidante y puede reducir tu entusiasmo. A la larga, te llevará a la inacción y al exceso de análisis y desarrollarás dificultades para progresar. Las pequeñas cosas te estresan, te hacen sentir incómodo y te restan energía.

Establece pequeños objetivos, crea un sistema para lograr ese pequeño objetivo y experimenta la victoria.

Haz que el proceso sea el objetivo.

Lo que no quieres hacer es esto. No pienses en el panorama general todo el tiempo, sino simplemente utilízalo como un timón para llegar a tu destino.

Imagina que estás nadando en un lago y que te diriges a una isla en medio del lago. ¿Se impacientará si no está en el lago en un tiempo determinado? ¿Te dirás a ti mismo que ya deberías haber llegado? Por supuesto que no, llegarás cuando llegues. Sin embargo, si miras hacia arriba de vez en cuando para ver si estás en el camino y no te diriges en la dirección equivocada, está bien. La meta es simplemente algo a lo que se aspira; la natación es la clave. Centrarse en las brazadas fluidas, conservar la energía, etc., son los objetivos inmediatos que te llevarán a la isla. Centrarse en cualquier otra cosa puede llevar a ahogarse.

Simplemente no quieres consumirte con la idea de no alcanzar tu objetivo. Estás avanzando hacia tu objetivo y progresando, aunque no lo parezca porque el agua es profunda y fría.

James Clear también dice que hay que centrarse en el proceso diario y disfrutar del momento presente para tener éxito.

Se llama enfoque kaizen, que significa mejora continua en japonés.

Hace hincapié en realizar pequeñas mejoras cada día. Piensa en el paso más pequeño que puedes dar cada día para lograr ese objetivo. Puede ser tan sencillo como enviar un correo electrónico a un cliente potencial, aunque no sea 100% perfecto. O hacer una llamada telefónica a alguien con quien no has hablado en mucho tiempo y necesitas reparar ese cerco.

¿Mala alimentación? Intenta añadir una fuente de proteínas a cada comida para contrarrestar los otros carbohidratos menos deseables presentes.

Así que, aunque no estés preparado para cambiar por completo tu dieta, al menos tendrás algo un poco más sólido desde el punto de vista nutricional para empezar. De paso, intenta reducir las calorías vacías. Deje espacio para opciones más saludables.

Suba por las escaleras un tramo del viaje a la oficina y luego tome el ascensor el resto del trayecto, si su estado no le permite subir todas las escaleras hasta la oficina.

Medita un minuto al día para empezar. Es más que probable que te quedes con eso si haces esto, aumenta según sea necesario.

Pongamos algunas cosas en perspectiva. Si mejoraras una cosa en un 1% cada día. ¿Adónde irías a parar? Laura Stack lo explica bien. Dice que si puedes mejorar un 1% cada día, aproximadamente duplicarás tu capacidad cada 70 días.

Piensa en las posibilidades que hay aquí. Es asombroso. Sólo tienes que hacer algo que mejore un 1% cada día. En poco más de dos meses serás una persona nueva en ese ámbito concreto.

Por ejemplo, digamos que quiere escuchar mejor a su cónyuge, sólo un 1%. Imagina que si lo hicieras tu relación con él o ella mejoraría cada vez más en lugar de ir a la deriva sin nada de lo que hablar.

Con demasiada frecuencia intentamos hacer las cosas cuando ya es demasiado tarde. Ya nos encontramos en un conflicto y nos dejamos abrumar.

Con este mantra del 1% de mejora. Podemos asumir proyectos enormes y no sentirnos abrumados.

Siéntate ahora y piensa en una cosa que quieras mejorar.

¿Lo tienes claro?

Ahora piense en el paso más pequeño que puede dar para lograrlo. Esto te da la mejor oportunidad de convertirte en la persona disciplinada que quieres ser. La persona que hace lo que dice que va a hacer, pase lo que pase. Por ejemplo, digamos que quieres ser más puntual y empezar a prepararte cinco minutos antes de lo que lo harías normalmente.

¿Seguirás llegando tarde? Tal vez, pero no tan tarde y con el paso del tiempo, empezarás a ver que eres cada vez más puntual. Este es el objetivo, no es todo a la vez. El cambio no se produce instantáneamente. Ocurre gradualmente y con el tiempo. De repente, empiezas a verte a ti mismo como una persona que llega puntualmente, si no temprano, a las citas. Devin de Project No Limits en YouTube ha escrito o dice que el éxito no es de la noche a la mañana. Es un compromiso diario. Piensa en los antiguos aprendices. Trabajaron todos los días hasta llegar a ser competentes y finalmente se convirtieron en los maestros de su oficio. Por ejemplo, los herreros.

Mejorar tu vida es tan fácil como el 1%. El primer paso es buscar formas de mejorar en cada oportunidad. Tal vez te enfades cuando alguien dice algo que te provoca, tal vez ahora decidas que voy a contar hasta 10 antes de responder. ¿Qué hará esto? Te da un segundo para pensar ahora que no reaccionas como lo habías hecho y, de repente, reaccionas a las cosas un 1% mejor que antes. O digamos que puedes tomar una pequeña cosa como el contacto visual. Digamos que quieres establecer un mejor contacto visual con la gente y has notado un cambio en las conversaciones que mantienes con esas personas. ¿Están mejorando? Estoy seguro de que lo son, y puede que ni siquiera sea evidente, pero lo son.

Quizás mejorar su postura. Ponte un poco más erguido y ¿sientes que te va mejor por la noche? Por supuesto que no, pero lo que sí hace es darte la capacidad de mantenerte más erguido y con esa mejora en la postura te sentirás mejor.

Otra cosa que puedes hacer es leer cinco páginas al día, aprenderás algo nuevo cada día y te harás más interesante para las personas que te rodean. También te volverás más inteligente y aprenderás más cosas y serás más disciplinado y terminarás más libros.

Hazlo durante un año, ¿cuándo crees que pasará?

¿Mejorarás un 365% si haces un 1% de mejora cada día durante un año? La respuesta le sorprenderá, y es que no, no mejorará en un 365%. Lo que conseguirá es una mejora de entre el mil y el 2000% porque los efectos se acumulan unos a otros.

Se apoyan mutuamente. Es como el interés compuesto en tus finanzas.

¿Cómo se empieza? Mira las áreas pequeñas. Establece algo en tu vida que te moleste. Tal vez haya una estantería o tu escritorio que esté desordenado. Límpialo y de repente te sentirás más como la persona que limpia su espacio de trabajo y trabaja en un entorno limpio y organizado. Tal vez ahora se te conozca como la persona que se organiza y antes no.

Hazlo día tras día.

Escriba en una nota adhesiva la cosa que quiere empezar a mejorar en un 1% y comprométase a hacerlo durante tres días. Hágalo y vea dónde está en un año. Si te ciñes a ello. Casi puedo garantizar que tu vida cambiará a mejor y de forma drástica.

Capítulo 6 ¿Qué es lo que realmente quieres?

Quiero que pienses profundamente en lo que realmente quieres, porque tu deseo de éxito puede llevarte a ir a lugares y hacer cosas que no crees que quieres hacer. La historia del soldado McGinnis, con su yuxtaposición de un castigo catastrófico entrelazado de forma devastadora con una recompensa muy deseada, nos permite comprender mejor lo que significa el éxito, y nos revela los sacrificios que pueden ser necesarios para alcanzarlo. Todo camino tiene un destino. Si no sabes cuál es el tuyo, nunca lo encontrarás. Operarás bajo la ilusión de un falso propósito creado por un malentendido de lo que te hace ser la persona que eres en el fondo. Quiero que encuentres el camino hacia tu destino final -el éxito basado en valores- lo más rápido posible, para que puedas centrarte en vivir una vida con verdadero propósito y con convicción. Todo el mundo tiene momentos en los que la diferencia entre sentirse satisfecho para toda la vida o sentirse profundamente arrepentido puede reducirse a una sola decisión. Para algunos, esos momentos sólo llegan una vez. A otros se les dan muchas oportunidades. Si te enfrentaras a un momento similar ahora mismo, ¿sabes dónde te pondrías? Si hubiera podido vivir para contarlo, ¿cuán satisfecho cree que estaría Ross McGinnis con su decisión? Puedes conseguir lo que quieres, pero sólo si entiendes cuál es el resultado deseado. El primer paso, pues, es aprender a definir lo que se quiere.

Volviendo a la definición de éxito basado en valores, podemos reconocer que hay dos "deseos" implicados:

- Lo que quieres: este deseo representa los objetos materiales externos y la situación que deseas, los resultados que buscas. Lo que quieres está representado por personas, lugares y cosas que ofrecen un valor extrínseco, intrínseco o ambos.

- La persona que quieres ser: Este deseo representa lo bien que personificas tus valores fundamentales, que son de naturaleza intrínseca.

¿Qué deseo debe primar? Ambos tipos están presentes en todas las situaciones. ¿Qué te parece? ¿Debemos, como individuos, esforzarnos por obtener las recompensas que buscamos, sin tener en cuenta las consecuencias para las personas de nuestro mundo? ¿O debemos hacer lo necesario para obtener recompensas materiales de la manera que nos interesa? Las respuestas revelan lo que es más importante para ti. Tienes que mirarte al espejo al principio y al final de cada día y determinar si tu deseo de triunfar te ha llevado por el camino correcto. No puedes conseguir lo que quieres si no eres, ante todo, la persona que quieres ser. Dado que ambos componentes del éxito basado en los valores están presentes en todas las situaciones, es fundamental comprender cómo se relacionan entre sí en función de la prioridad que le demos a cada uno. La prioridad más importante revela la persona que quieres ser. ¿Por qué? Piensa en la pregunta que he planteado antes en este párrafo: "¿Debemos, como individuos, luchar por las recompensas que buscamos sin tener en cuenta las consecuencias para las personas de nuestro mundo?" Probablemente hayas respondido "No", porque tu conciencia no te permitiría otra respuesta. La persona que quieres ser dice rotundamente "¡No!" por el imperativo moral de dar prioridad a las personas sobre las cosas. Así, el orden de prioridad queda lógicamente establecido y nos lleva a la siguiente pregunta: "¿Quién quieres ser?"

Antes he descrito la situación que me llevó a preguntar: "¿Qué aspecto tiene el éxito para ti?". Al responder a la pregunta, pronto me di cuenta de que las respuestas que estaba dando no tenían nada que ver con la posición, el título, el poder, la riqueza o las posesiones. En otras palabras, cuando se trataba de lo que realmente me importaba, nada que pudiera clasificarse como uno de los "Cuatro Resultados Universales" ocupaba el primer lugar de mi lista. Me sorprendió, y a la vez no me sorprendió. ¿Por qué entonces se sintió como algo nuevo? ¿De verdad no lo había pensado antes? Si no hubiera estado tan atrapado en satisfacer mi deseo de éxito, podría haber reconocido mi camino mucho antes. ¿Quién sabe? Todo lo que sé es que la pregunta que me hice después fue poderosa, quizá la más poderosa que he escuchado nunca, porque me ayudó a determinar y definir la persona que quiero ser. Lo que no sabía en ese momento era cómo llegar. Lo que quería entender era si mis prioridades se habían desviado en algunos de los momentos más críticos de mi pasado, y si es así, por qué.

Los Cuatro Resultados Universales sirven como bloques de construcción para dos modelos de toma de decisiones. El hecho de que estos dos modelos compartan los Cuatro Resultados Universales como base es una de las razones fundamentales por las que resulta tan difícil averiguar cómo alcanzar el éxito basado en valores. El problema surge de nuestro deseo de controlar la situación.

Figura 4: Los cuatro resultados universales

La situación

La situación abarca el entorno en el que operamos en un momento dado. Tú eres una parte de la situación, además de las personas, lugares, cosas, acciones y reacciones que también están presentes y son externas a ti. Tomas decisiones en función de cómo crees que tus acciones afectarán a la situación. Después de tomar una decisión, se realiza una acción que conducirá a un resultado. Las acciones observables son comportamientos. Es importante comprender la inestabilidad de la situación, que cambia constantemente. La situación se retroalimenta y también está sujeta a un bucle de retroalimentación que se actualiza constantemente en función de los factores que influyen en ella a lo largo del tiempo. A veces, el impacto de tus decisiones y comportamientos supera todos los demás factores, y tu influencia crea los resultados que deseas.

Figura 5: La naturaleza siempre cambiante de la situación.

Cuando me preparaba para graduarme en el instituto, tuve que tomar una decisión sobre lo que iba a hacer después. Siempre había imaginado servir en el ejército. Mi percepción era que mucha gente esperaba que fuera a la universidad. No sólo sentía que se esperaba de mí que fuera a la universidad, sino que también decidí creer en la idea de que ir a la universidad era un paso necesario en el camino hacia el éxito. No tenía ni idea de lo que quería ser de mayor, así que hice lo que tenía sentido en ese momento. Decidí ir a la universidad y, como me gustaban los deportes, elegí la carrera de educación física.

Una vez que tomé esa decisión, al principio de mi primer año, me imaginé una carrera como futura profesora. Aunque no tenía una visión detallada, muchas de mis decisiones y comportamientos estaban encaminados a conseguirla durante mi primer año de universidad. Me apliqué a mis estudios. Ojalá pudiera decir lo mismo de mi experiencia en el segundo año. En mi segundo año estaba menos comprometida y mi enfoque en mi futura carrera se fue erosionando poco a poco. He perdido muchas clases. Salí demasiado de fiesta y, sobre todo, intenté hacer lo justo para salir adelante. Esto se convirtió en una tendencia que continué.

Finalmente, durante mi primer día de enseñanza en una clase de tercer grado durante mi último año en la universidad, reconocí en un solo período de 40 minutos que la visión que había creado no era exacta ni realista. Me di cuenta de que no quería pasar toda mi jornada laboral luchando por la atención de alguien para poder enseñarle algo que me parecía divertido pero por lo que no sentía verdadera pasión. Esta constatación explicaba por qué había perdido la concentración en mis estudios al final de mi primer año. Explicaba la tendencia constante a la baja del esfuerzo y el compromiso en el campo de estudio que había elegido, y por qué había tomado muy pocas medidas positivas con respecto a mi futuro. Aunque al principio no me di cuenta, me faltaba confianza en lo que estaba haciendo. Simplemente sostenía la situación tal como la conocía, manteniendo el statu quo con la ilusión de que las cosas se arreglarían una vez que obtuviera mi título. Aunque este descubrimiento fue importante, no me ayudó a averiguar lo que realmente quería hacer con mi vida. Cuando llegó el momento de graduarse, mis amigos se pusieron a buscar carreras. Me dediqué a otros partidos. Sabía que algo iba mal. Aunque había dejado de avanzar en una dirección profesional que no era la adecuada para mí, no había fijado un nuevo rumbo. La situación no cambiaba porque yo no cambiaba mis decisiones ni mis comportamientos. Sin una visión clara de lo que realmente quería, no sabía qué hacer para cambiar mi situación. Así que, durante un tiempo, seguí haciendo las mismas cosas. Mientras el tiempo avanzaba continuamente hacia el siguiente día en el calendario, yo marchaba en mi lugar.

Recuerdo que una noche estuve sentado hasta tarde con uno de mis mejores amigos, "Nuch" (un apodo que se pronuncia nooch, basado en su apellido). Estaba deseando trabajar para obtener un máster y seguir una carrera que le apasionara. Seguí frustrado con mi situación. Aunque no lo reconocía en ese momento, estaba realmente frustrado conmigo mismo. Esa noche, recuerdo que le dije que la única visión que tenía del futuro era una imagen muy borrosa de mí de pie en una habitación llena de gente. Era una visión sencilla: yo hablaba y ellos escuchaban. No tenía ni idea de lo que les decía, pero veía que les ayudaba de alguna manera. Era emocionante imaginar un futuro potencialmente positivo para mí y, sin embargo, era frustrante no saber cuál era ni qué tenía que hacer para empezar a alcanzarlo. Mi deseo de comprensión era enloquecedor. Sabía que no tenía un propósito claramente definido y no sabía cómo llenar ese vacío. Como la brecha de comprensión entre lo que creía que necesitaba y lo que debía hacer seguía abierta, me faltaba confianza para tomar cualquier decisión sobre mi futuro. Así que... Esperé a que pasara algo. ¿El resultado? Mi situación tenía más influencia en mi pensamiento y mis acciones de lo que quería intentar superar. Me dirigí a lo desconocido. No tenía más control sobre mi dirección que el que tiene un avión de papel sobre su trayectoria de vuelo. Me sometí voluntariamente al azar de los vientos.

¡Detente, piensa en tu situación!

La clave para conseguir lo que quieres cuando estás en un punto de transición en la vida es pararte a pensar. La frustración que sentí al pasar de ser estudiante universitario no es inusual. Sin embargo, aunque quería encontrar la respuesta a lo que quería hacer a continuación, sólo me centré en lo que debía hacer. No pensaba realmente en por qué iba a hacerlo. Me preguntaba qué debía hacer a continuación para tener una vida exitosa. Este tipo de pensamiento crea una importante brecha lógica porque ignora la persona que quieres ser. En ese momento, no pensaba en lo que me hacía más feliz y me llenaba. Estaba demasiado centrado en un camino que mostrara a los demás que estaba haciendo un éxito de mi vida, basado en términos que no eran los míos. Recuerdo que me sentía avergonzada por no saber qué iba a hacer una vez que saliera de la universidad. Evitaba hablar de los planes de futuro con mis compañeros. Ni siquiera fui a mi graduación. También recuerdo haber visto a mis amigos del instituto durante las vacaciones, observando lo seguros que estaban cuando me hablaban de las carreras que habían seguido, luchando por describir lo que yo hacía para causar la misma impresión. Me preocupaba más ganar su aprobación que mostrarles la persona que realmente quería ser. En lugar de ser decisivo, me centré en cómo podía parecer decisivo a los ojos de los demás. He perdido mucho tiempo reflexionando sobre los resultados de mis decisiones mal formuladas. Ahora, cada vez que me doy cuenta de que estoy en un punto de transición en mi vida, me hago dos preguntas:

¿De qué estás satisfecho en tu vida?

¿Con qué no estás satisfecho en tu vida?

La respuesta a la primera pregunta le indica lo que debe seguir haciendo. Explora cómo puedes hacer más cosas o cosas similares. La respuesta a la segunda pregunta le indica lo que debe cambiar en su forma de pensar para poder cambiar sus acciones. Las respuestas a ambas preguntas no pueden ser genéricas para ser convincentes; hay que centrarse en los detalles para poder prever acciones definitivas que sean realistas y realizables.

Si estás en un momento de transición en la vida, puede que sepas que algo tiene que cambiar, pero no estás seguro de qué. Para ayudarte en este proceso de descubrimiento, coge la herramienta de escritura que mejor te funcione y empieza a escribir. Cuando respondas a las dos preguntas anteriores, tómate un tiempo para desarrollar tu respuesta. La parte más importante de este proceso: tómate tu tiempo. Su deseo de triunfar le hará querer sentarse y dar una respuesta rápida. Sin embargo, si simplemente asumes que la decisión que tomas impulsivamente será "suficientemente buena", cuando pase el tiempo y la situación cambie, perderás el camino hacia el éxito. Acostúmbrese a hacerse estas dos preguntas con frecuencia y tómese el tiempo necesario para responderlas. A medida que su comprensión se profundiza a través de la evaluación continua de la situación, aprenderá con el tiempo a refinar la dirección en la que desea moverse en el contexto más amplio del éxito basado en valores.

Capítulo 7 La Sorprendente Verdad de la Felicidad.

¿Siempre busca momentos verdaderamente felices en la vida? La felicidad es algo que todos deseamos, pero muchos de nosotros la encontramos en pequeños momentos, en raras ocasiones. La mayoría de las personas están insatisfechas con cómo ha resultado su vida y cómo se esfuerzan por equilibrar sus compromisos personales y profesionales, y en medio de todo esto buscan la felicidad que parece que se les escapa siempre. Somos lo que somos por nuestros pensamientos, palabras y acciones; nadie más es responsable de ello que nosotros mismos. El autocontrol es una forma de alcanzar la felicidad y vivir una vida de plenitud y alegría.

Cada persona del planeta tiene una definición diferente de la felicidad porque busca la felicidad en cosas diferentes. Algunos buscan la libertad financiera para alcanzar la felicidad, mientras que otros buscan la felicidad en proporcionar los mejores lujos y comodidades a sus seres queridos. Otros quieren alcanzar el éxito profesional o sentimental. No importa cuál sea tu definición de felicidad, puedes alcanzarla mediante el autocontrol y una mente disciplinada.

El autocontrol consiste en controlar tus emociones, pensamientos, acciones y palabras y canalizarlos en la dirección correcta para resolver los problemas que tienes. Cuando eres capaz de hacerlo, te sientes feliz porque, independientemente de los problemas, tienes la suficiente confianza para resolverlos. El estrés es un veneno para la felicidad, y la confianza es el antídoto. Mira a tu alrededor y verás que la mayoría de las personas son infelices porque no son capaces de controlar sus miedos, preocupaciones, tentaciones y sus acciones. Llevan una vida de adicción y deseos incontrolados que les obligan a hacer cosas que realmente no quieren hacer. El miedo en sus corazones no les permite pensar con lógica y asumir riesgos porque tienen miedo al fracaso, y la negatividad nubla su creatividad. La negatividad nubla la creatividad.

Con el autocontrol puedes descubrir la verdadera felicidad porque tienes un control total sobre tu mente, tus palabras y tus acciones. Entiendes que habrá problemas y eso forma parte de la vida, así que en lugar de estar paranoico por ellos, te centras en resolverlos. Con el autocontrol entiendes que cada problema tiene una solución y, como puedes controlar tus pensamientos, palabras y acciones, puedes tener múltiples ideas para solucionar el problema que se te presenta. De este modo, nunca tendrás que preocuparte por ningún problema porque tienes la suficiente confianza para resolverlo. Con una mentalidad positiva siempre se es feliz y libre. Puedes encontrar la felicidad en cualquier cosa que hagas.

Muchas personas se deprimen y se resienten en la vida porque creen que no son capaces de alcanzar sus sueños y objetivos. Por ejemplo, cuando empiezan una carrera están llenos de entusiasmo y aspiraciones sobre lo que quieren hacer en la vida y lo que quieren ser, pero con el tiempo ese entusiasmo se desvanece y es sustituido por la negatividad, la ira, la codicia y el apego. Con el autocontrol puedes deshacerte de la negatividad venenosa que te impide perseguir tus objetivos y desvía tu atención. Las personas autocontroladas siempre se centran en lo que quieren conseguir y en cómo pueden lograrlo. Si eres una persona con autocontrol, siempre estarás decidido a lograr tus objetivos y te centrarás en la forma de conseguirlo. El autocontrol también te infunde positividad, lo que aumenta tu confianza y garantiza que, incluso después de múltiples fracasos, seas capaz de esforzarte para alcanzar tus objetivos vitales. Cuando eres capaz de alcanzar tus objetivos vitales, te sientes satisfecho y experimentas alegría desde dentro porque has logrado lo que antes soñabas.

El deseo es la causa de todo sufrimiento. Esta frase del Señor Buda dice mucho acerca de cómo el autocontrol puede ayudar a encontrar la felicidad. Como seres humanos, tenemos deseos infinitos que eventualmente nos llevan al camino del dolor. Es bueno querer algo en la vida, pero el problema comienza cuando no eres capaz de conseguir lo que quieres. Cuando las cosas no salen como tú quieres, estás triste y deprimido por ello. Sin embargo, con el autocontrol puedes descubrir la verdadera felicidad porque puedes controlar tus emociones y mantenerte separado de las cosas que deseas. Por ejemplo, puede que no estés contento porque no has sido ascendido a tu oficina, mientras que otros, tal vez menos merecedores de ti, han sido promovidos. Esto podría hacerte enojar porque tienes el deseo de subir la escalera corporativa. Sin embargo, si usted es autocontrolado, usted sería capaz de controlar su tristeza y centrarse en su lugar en su rendimiento para asegurar su próxima promoción. Deje que los contratiempos sirvan como valiosas experiencias de aprendizaje para crear una mejor versión desí mismo.

¿Qué te impulsa? Motívate

La vida está llena de altibajos; nadie es inmune a las dificultades ni a los contratiempos. Cuando pasamos por momentos difíciles, mantenerse positivo puede ser un verdadero desafío, ya que los pensamientos y conceptos negativos nublan nuestra mente y pueden empezar a hacer mella en la confianza y la felicidad general. Encontrar una forma de mantener la motivación es importante porque nos ayuda a retomar el camino y a asegurarnos de que nos centramos en nuestros objetivos y nos esforzamos por alcanzarlos. Hay muchas formas de mantenerse motivado y es importante encontrar tu propia forma de hacerlo. Cada persona tiene su propia manera de mantenerse motivada, por lo que se trata de autodescubrirse y entender qué es lo que te motiva.

Para entenderlo mejor, hay que examinar más de cerca sus valores. Todo ser humano tiene ciertos valores que dominan las decisiones que toma. Cuando te centras en lo que te impulsa, tienes que prestar especial atención a tus valores. Una persona que valora la salud dedicará más tiempo a alimentarse mejor y a hacer ejercicio que alguien que valora su carrera, y viceversa. Por lo tanto, cuando intentas perseguir algo, tienes que entender si realmente está relacionado con tus valores. Si no lo es, no podrás perseguirlo durante mucho tiempo porque tus valores impulsan toda tu motivación.

No hay nada que determine tu sistema de valores, por lo que éstos provienen de múltiples fuentes como la familia, los amigos, los parientes, la escuela, los profesores, el país e incluso los medios de comunicación. Todos estos valores los impregnas a través de la experiencia, de los momentos duros, del maltrato emocional y de otras vivencias por las que pasas. Cuando tienes problemas de motivación, tienes que centrarte en tus valores y entender por qué te motivan ciertos factores y cuáles son los que más te motivan. Una mejor manera de hacerlo es preguntar qué es importante para ti, la vida, la carrera, las relaciones o el dinero. Cuando los pones en orden, obtienes lo que más te importa. Piensa en las cosas que, cuando te vienen a la mente, realmente te emocionan y hacen volar tu imaginación.

Cuando estableces tus objetivos en consonancia con tus valores, las cosas son más fáciles porque siempre estás motivado para hacerlo mejor, y puedes llegar a más personas utilizando tus valores y tu fuerza interior. Si el valor más importante para ti es la vida, seguro que te preocupas más por la salud porque valoras tu vida y quieres estar en forma y ser feliz. Las personas que valoran la vida se centran más en lo que comen, beben, su rutina, su estilo de vida, etc. Del mismo modo, las personas que valoran el dinero o una vida cómoda están más centradas en su carrera y siempre quieren salir adelante en la vida y ascender en la escala empresarial y tener éxito, lo que les ayudaría a alcanzar sus objetivos. Si bien existen estos factores que motivan a los individuos a hacer mejor lo que creen y valoran, hay otros factores que motivan a las personas como los elogios, las recompensas e incluso los castigos. Estos factores se denominan motivación extrínseca porque no provienen del interior de los individuos, sino que actúan de forma externa. Muchas personas se sienten motivadas cuando reciben recompensas y eso les hace rendir más. Vemos a nuestro alrededor muchas de estas personas que se motivan cuando reciben algún tipo de recompensa que impulsa su rendimiento de forma positiva. Esto puede funcionar para algunos porque están motivados por el concepto de recompensas y se sienten mejor cuando reciben recompensas. Si eres una persona motivada por las recompensas, sin duda debes recompensarte cuando consigas ciertos objetivos para alcanzar tu meta final. Por otro lado, hay otros que están motivados por los fracasos y los castigos. Estas personas se sienten más motivadas cuando son derribadas y no consiguen sus objetivos. Sin embargo, el fracaso no les abate, sino que les motiva a hacerlo mejor.

Hay algunos factores de motivación que pueden alejarte de tus objetivos y otros pueden acercarte. Estos factores funcionan inconscientemente en nuestra mente porque nuestros valores los impulsan. A veces estos factores no funcionan como deberían. Esto puede deberse a que estás bajo de energía o a que estás pensando en varias cosas al mismo tiempo o claramente no estás siendo honesto contigo mismo y eligiendo las cosas equivocadas que realmente no valoras.

Rompiendo con los mitos de la motivación Ahora, ya que estamos hablando de la motivación y de cómo puede ayudarte a alcanzar tus metas y sueños en la vida, hay algo más que debes saber. La motivación significa cosas diferentes para cada persona y eso significa que hay muchos conceptos erróneos sobre ella. Por lo tanto, antes de intentar motivarte debes centrarte en lo que es verdad y lo que no, porque si te confundes con la motivación, puedes acabar peor que como empezaste. No todo lo que se lee sobre la motivación es cierto porque también depende de la persona que escribe el material de motivación que se quiere escuchar. Estos son algunos mitos sobre la motivación que debes conocer y que pueden ayudarte a mantenerte motivado.

Algunas personas nacen con ello

Bueno, esto no es un mito, pero esta frase ciertamente necesita ser corregida. No algunas, sino todas las personas nacen con ella. Sin embargo, algunas personas están muy motivadas y eso significa que pueden motivarse fácilmente, mientras que otras tardan un poco más en ponerse en marcha. En general, estamos apegados a nuestros valores de forma subconsciente y por eso necesitamos saber cuáles son nuestros valores porque nos ayudan a mantenernos motivados. Por lo tanto, si crees que algunas personas han nacido con este valor y tú no lo tienes, entonces tienes un concepto equivocado de la motivación en tu cabeza.

Tienes que mantenerte positivo,siempre.

La positividad puede proporcionar una gran cantidad de energía que puede impulsarte a tener éxito y a hacerlo mejor, pero la motivación no siempre tiene que ver con la positividad. Hay personas que se motivan cuando fracasan y quieren hacerlo mejor cuando las cosas van mal. Por desgracia, el miedo también es un gran factor de motivación que a menudo se subestima, pero que funciona como la magia. Si tienes miedo de perder algo que te importa o aprecias, te esforzarás más para que la situación cambie y no pierdas esa cosa. Por ejemplo, el miedo a la muerte motiva a las personas obesas a trabajar en su cuerpo y en su dieta y estilo de vida, tratando de mejorarlo. Del mismo modo, cuando te falta dinero y tienes una hipoteca, trabajas el doble para asegurarte de ganar más dinero y resolver tus problemas hipotecarios.

La motivación antes de la acción es importante

Se suele creer que hay que estar motivado para realizar una acción, pero esto es muy erróneo. Muchas personas esperan la motivación que les permita hacer cosas, pero esa espera puede durar toda la vida y esa motivación puede no llegar nunca. Bueno, no tienes que esperar a la motivación porque una vez que tomes una acción te sentirás motivado para llevarla a cabo. La motivación significa básicamente movimiento y, una vez que se pasa a la acción, las cosas empiezan a moverse y a partir de ahí se genera aún más motivación que puede empujar las cosas más allá. Así que no esperes a que llegue el autobús de la motivación, simplemente haz las cosas que quieres hacer.

Mantener la motivación en todo momento es importante

Bueno, esto es cierto para algunas personas porque se mantienen motivadas todo el tiempo, pero no es cierto para la mayoría. La vida está llena de altibajos y habrá momentos en los que te sentirás decepcionado y desanimado por la forma en que la gente y la vida te tratan. Esto no es malo en absoluto. Es bueno tener altibajos en la vida porque se aprende de las experiencias negativas y se avanza, siempre mejorando. Lo importante es no apartar nunca la vista de tus objetivos, volver a levantarte y seguir avanzando.

Los perezosos no tienen motivación

La pereza suele considerarse un signo de falta de motivación. Pues bien, esto no es cierto porque incluso las personas perezosas pueden tener ciertos objetivos que tienen en el fondo de su mente. Por ejemplo, a un estudiante universitario puede no entusiasmarle escribir una tarea o limpiar su habitación, pero siempre le entusiasmará salir con sus amigos y festejar toda la noche. Esto se debe a que valoran más estar con los amigos y salir de fiesta que ordenar su habitación. Por lo tanto, incluso la persona perezosa tiene alguna motivación y llamar a una persona perezosa sin motivación es completamente falso.

Lo intenté, pero no sucedió

Mucha gente cree que el intento es tan bueno como la motivación, pero esto no es cierto. Por ejemplo, hay muchos fumadores que quieren dejar de fumar, y puede que hayan intentado toda su vida dejar de fumar, pero siguen fumando. Por otro lado, hay otro grupo que ya ha dejado de fumar y ahora es no fumador. Intentar no es lo mismo que motivar, porque intentar define una acción aún incompleta. Estos fumadores no están motivados para dejar de fumar porque no valoran su vida. Por otro lado, los fumadores que sí valoran su vida comprenden la importancia de la misma y están motivados para trabajar por una mejor salud, y toman la decisión consciente de dejar de fumar y lo han hecho. Lo mismo ocurre con los que quieren perder peso, algunos llevan años intentándolo sin resultados y otros ya han conseguido sus objetivos. Por lo tanto, intentarlo no es una motivación en absoluto.

Capítulo 8 El poder del pensamiento positivo.

El pensamiento positivo desempeña un papel fundamental en la gestión del estrés que puede llevar a pensar en exceso. Este rasgo también puede mejorar su bienestar.

¿Está el vaso medio lleno o medio vacío? La forma en que respondas a esta pregunta sobre el pensamiento positivo podría reflejar tu visión de la vida, tu visión de ti mismo y si eres pesimista u optimista. También puede repercutir en su bienestar.

Sin duda, algunas investigaciones revelan que rasgos de la personalidad como el pesimismo y el optimismo pueden afectar a muchos aspectos de nuestro bienestar y nuestra salud. Por lo general, el pensamiento positivo que acompaña a la confianza es una parte esencial de la gestión eficaz del estrés y del exceso de pensamiento. Y la gestión eficaz del estrés está relacionada con muchos beneficios para la salud. Si tienes tendencia a ser negativo, no desesperes, puedes aprender sobre habilidades de pensamiento positivo.

Más información sobre la autoconversión y el pensamiento positivo

Pensar en positivo no significa mantener la cabeza en la arena e ignorar las condiciones menos agradables de la vida. El pensamiento positivo significa que abordas la repulsión de forma productiva y positiva. Uno se imagina que está a punto de ocurrir lo mejor, no lo más horrible.

La mayoría de las veces, el pensamiento positivo comienza con la autoconversión. Este rasgo se refiere a la corriente interminable de pensamientos silenciosos que no dejan de fluir por tu mente. Estos pensamientos instantáneos pueden ser negativos o positivos. Algunos de estos pensamientos provienen de la razón y la lógica. Otros pueden surgir de una ilusión que se desarrolla debido a la falta de información.

Si el patrón de pensamiento que circula por tu mente es mayoritariamente negativo, tu enfoque de la vida tiende a ser pesimista. Cuando tus pensamientos son positivos, tiendes a ser un optimista, alguien que practica el pensamiento positivo.

Pensamiento positivo: los numerosos beneficios para la salud

Los expertos siguen estudiando el impacto del optimismo y el pensamiento positivo en el bienestar. Los beneficios del pensamiento positivo para el bienestar podrían incluir

- Aumento de la vida útil

- Mayor resistencia al resfriado común

- Un menor nivel de dolor

- Menor índice de tristeza/depresión

- Mejora de la salud mental y psicológica

- Mejora del bienestar cardiovascular y reducción del riesgo de mortalidad por enfermedad cardiovascular

- Mejor capacidad para afrontar las dificultades de la vida y los momentos de desesperación

No está claro por qué muchos de los que adoptan el pensamiento positivo experimentan estos beneficios. Una de las hipótesis es que si tienes un enfoque positivo te permite afrontar bien las condiciones de estrés. Esto minimiza los peligrosos efectos del estrés en su salud y en nuestro cuerpo en general.

Además, se cree que las personas optimistas y positivas son propensas a tener un estilo de vida saludable. También hacen ejercicio, llevan una dieta sana, no beben alcohol y no fuman.

Conocer el pensamiento negativo

¿No está seguro de si tiene un pensamiento negativo o positivo? Algunos tipos comunes de autoconversión negativa tienen en cuenta:

Filtrado: Exagerar los factores negativos de una condición y tamizar los positivos. Como, por ejemplo, te va bien en la oficina. Terminasteis la propuesta antes de lo previsto y se os elogió por hacer un trabajo minucioso y rápido. Esa noche, te centras en tu plan para realizar aún más proyectos y pasas por alto los elogios que has recibido.

Polarización: verlo como malo o bueno. No hay término medio.

Catástrofe: Inmediatamente esperas el piso. La cadena de comida rápida pierde tu comida, e inmediatamente piensas que todo tu día será peor.

Concéntrese en el pensamiento positivo

Puedes saber cómo convertir un pensamiento pésimo en un pensamiento positivo. El procedimiento es fácil, pero requiere mucho tiempo y práctica. Al fin y al cabo, estás creando un nuevo hábito. A continuación se presentan formas de comportarse y pensar de manera segura y positiva:

Conozca las áreas que necesitan ser cambiadas: Para ser optimista y asumir el pensamiento positivo, primero tienes que conocer los aspectos de tu vida en los que sueles pensar de forma no positiva. No importa si se trata de los desplazamientos diarios, el trabajo o las relaciones. Puedes empezar con algo pequeño, centrándote en una parte para abordarla de forma optimista.

Ábrete al ingenio: Date permiso para reír o sonreír, especialmente en los momentos difíciles. Busca el ingenio en las actividades cotidianas. Reírse puede reducir el estrés y el exceso de pensamiento.

Compruébese a sí mismo: En algún momento del día, evalúe lo que está pensando. Si notas que tu pensamiento es mayoritariamente negativo, busca formas de darle un giro optimista a esos pensamientos negativos.

Practica la autoconversación optimista: Empieza por seguir una sencilla regla. Evita decirte a ti mismo palabras que no le dirías a nadie más.

Sé alentador y amable contigo mismo: Una vez que los pensamientos positivos entren en tu mente, evalúalos con sensatez y reacciona con confirmaciones de lo que es bueno en ti. Piensa en las cosas por las que estás agradecido.

Ejemplos de autoconversión poco emocionante y cómo convertirla en positiva:

No se pueden eliminar situaciones o pensamientos poco constructivos. Sin embargo, usted puede decidir centrarse en las mejores cosas. Puedes sacar optimismo de lo que te pase, no importa lo pequeño que sea. Puede que hayas tenido un mal día, pero alguien fue lo suficientemente amable como para abrirte una puerta una vez que llegaste al trabajo. Por lo tanto, no has podido perder peso unos días, pero te has resistido a amamantar e ignorado los alimentos que no están en tu dieta. El pensamiento positivo es elegir observar las mejores cosas y luchar contra las negativas al no permitirles controlar su vida.

Practicar el pensamiento positivo a diario

Aunque es probable que tengas un enfoque negativo, no pienses en convertirte en un idealista de la noche a la mañana. Sin embargo, con la práctica, tarde o temprano, tus pensamientos excesivos tendrán menos autocrítica y más autoaceptación. Además, es posible que te vuelvas menos serio con la gente que te rodea.

Si tu estado emocional es optimista en general, puedes manejar el estrés diario de forma constructiva. Esta capacidad podría sumarse a los beneficios para la salud ampliamente observados del pensamiento positivo.

Superar el miedo

¿Qué es lo que más le asusta? Saber cómo superar los miedos es algo abrumador y desafiante para la mayoría de nosotros.

Afortunadamente, todos estos miedos pueden aprenderse. Ten en cuenta que ningún ser humano nace en este mundo con miedos. Por lo tanto, los miedos pueden desaprenderse practicando el autocontrol y la fuerza de voluntad una y otra vez hasta que se desvanezcan.

El miedo a la pobreza, a la pérdida de ingresos/dinero y al fracaso son algunos de los temores más comunes que experimentamos en este momento. Estos temores suelen interferir con nuestra esperanza de éxito. Estos miedos pueden hacer que nos alejemos de cualquier tipo de riesgo y que rechacemos las oportunidades que se nos presentan. Además, tenemos mucho miedo a la decepción, lo que nos paraliza a la hora de aprovechar cualquier oportunidad.

También hay muchos tipos de miedos que nos impiden ser felices. Estos temores pueden llevar al individuo a pensar demasiado en las cosas. Estos temores tienen en cuenta lo siguiente:

- Miedo a la pérdida de nuestros seres queridos.

- Miedo a la pérdida de nuestros puestos de trabajo y de nuestra seguridad financiera.

- Miedo al ridículo o a la vergüenza.

- Miedo a las críticas de cualquier tipo

- Miedo al rechazo

- Miedo a perder la estima y el respeto de los demás.

- Miedo a perder a nuestro compañero de vida.

- Miedo a la muerte

- Y etc.

Estos y otros tipos de miedos nos frenan a lo largo de nuestra vida.

A continuación se presentan algunas técnicas útiles y probadas para ayudar a superar los miedos que llevan a pensar demasiado en todo:

Practicar métodos de relajación

Muchas personas que experimentan distorsiones cognitivas y pensamientos excesivos encuentran útiles los métodos de relajación para detener los patrones dañinos de pensar tanto. Es más, las técnicas de relajación, también pueden proporcionar una gran cantidad de beneficios físicos como la reducción del ritmo cardíaco, reducir la presión arterial, minimizar la actividad del cortisol en nuestro cuerpo, y ralentizar la respiración y muchos más. Hay muchos tipos de prácticas de relajación como:

Relajación autógena

Esta técnica se refiere a la repetición de palabras que ayudan a relajarse interiormente. Puedes pensar en ambientes tranquilos y pacíficos y luego repetir afirmaciones optimistas o concentrarte en la respiración.

Técnica muscular progresiva

Esta técnica de relajación consiste en concentrarse en mantener, tensar y relajar cada grupo de músculos de nuestro cuerpo. Hay que empezar por la cabeza con los músculos de la cara y ascender hasta los músculos de los dedos de los pies o viceversa, manteniendo y tensando cada grupo muscular del cuerpo durante 5 a 20 segundos antes de soltar la tensión del músculo para que se relaje.

Visualización

Esta técnica consiste en permitir que la imaginación cree imágenes mentales tranquilizadoras y relajantes y visualice un entorno pacífico o una condición serena.

Respiración consciente

Esta técnica también es muy eficaz para deshacerse del miedo y de los pensamientos excesivos. Es fácil de hacer, sólo hay que poner una mano en la parte superior del cuerpo y la otra en el estómago. Estando tumbado, de pie o sentado (no importa lo que le resulte conveniente y cómodo), respire lenta y profundamente, forzando el aire hacia el estómago y no sólo hacia el pecho. Tienes que sentir que tu estómago se hincha al inhalar. A continuación, mantén la respiración durante un par de segundos y luego suelta el aire lentamente hasta que desaparezca la última bocanada. Hazlo tantas veces como sea necesario hasta que empieces a sentirte tranquilo y relajado.

Explorar sus sentimientos y creencias por escrito

No hay duda de que la escritura es un método extremadamente fiable y eficaz para procesar sus pensamientos e ideas. Esto también es muy fiable para analizar los patrones de pensamiento, así como para buscar formas de superar esos pensamientos. Hay muchos ejercicios de escritura disponibles, pero el más útil es tomarse diez minutos para recorrer la naturaleza de tu patrón de pensamiento en los escritos.

Pon el temporizador en diez minutos.

En ese tiempo, anota todas las cosas que te rondan por la cabeza, especialmente las que te molestan de verdad. Explora las condiciones, situaciones, personas y marcos temporales que conectas con esos pensamientos, y si esos pensamientos tienen algo que ver con tu personalidad, tu situación actual y los que te rodean.

Cuando se acabe el tiempo, lee lentamente todos los pensamientos que anotaste, busca patrones de pensamiento. A continuación, pregúntate: "¿Han influido estos patrones de pensamiento en la forma en que veo mi relación con los demás, conmigo mismo o con el mundo? Si es así, sepa si el efecto es negativo o positivo.

Además, puede resultarte útil preguntarte: "¿Me han ayudado estos patrones de pensamiento? ¿O el número de noches de insomnio y de oportunidades perdidas pesa más que los raros casos en los que tenía razón?

Sigue tu corazón y tu mente Haz cosas que te hagan sonreír

Muchas personas que se lo piensan todo demasiado evitan salir. Tienen miedo de interactuar con alguien porque piensan que puede pasar algo. Incluso si no eres capaz de salir de estos patrones de pensamiento, no debes permitir que tus pensamientos excesivos controlen tus decisiones.

Si quieres ir a algún sitio, como asistir a una fiesta de cumpleaños o ir a un concierto de tus artistas favoritos, entonces ve. No te impidas disfrutar de la vida. Deja de buscar una razón para no asistir y oblígate a ir. De lo contrario, tu patrón de pensamiento te impedirá hacer las cosas que te gustan, y es casi seguro que te arrepentirás. Ten en cuenta que no puedes retroceder en el tiempo. Sigue tu mente y tu corazón, haz las cosas que te hagan sentir feliz. Esto evitará que pienses demasiado.

Dígase a sí mismo que el remordimiento que sentiría por haber perdido una oportunidad sería más fuerte que el remordimiento por haber pasado un momento menos que ideal. Piensa en las ocasiones en las que te has arriesgado a hacer algo nuevo y ha merecido la pena. Piensa en las ocasiones en las que quedarte en casa o tener miedo a probar cosas nuevas ha hecho que merezca la pena. Enseguida te darás cuenta de que asumir el riesgo de la decepción y de que te defrauden ha merecido la pena porque da lugar a cosas buenas.

Siempre ten en cuenta que puedes irte temprano cuando no te estés divirtiendo mucho. Lo que es vital es que trates de saber si puedes terminar de tener una experiencia significativa ydivertida.

Capítulo 9 Por qué el fracaso es la clave del éxito.

¿Cómo le hace sentir la palabra "fracaso"? Muchos de nosotros tememos el fracaso incluso más que la muerte. Aprenderás cómo llegas a temer tanto el fracaso, por qué debes esperar fracasar, por qué está bien equivocarse de vez en cuando y qué puedes aprender de tus errores.

Tememos tanto el fracaso por dos razones principales. La primera implica la pérdida de control. Incluso a los que tenemos una personalidad relajada nos gusta sentir que sabemos lo que va a pasar a continuación. Nos gusta saber más o menos hacia dónde nos dirigimos en la vida, porque esto nos da la capacidad de prepararnos para los trastornos emocionales o los períodos de estrés. Cuando ocurre lo inesperado, nos pilla desprevenidos. Por eso, incluso las "buenas sorpresas", como ganar la lotería o enamorarse de alguien que acabamos de conocer, pueden ser tan perturbadoras. Cualquier objetivo conlleva el riesgo de fracasar. Nunca podemos estar seguros del resultado, y nunca podemos anticipar del todo cómo nos sentiremos con el éxito o el fracaso hasta que éste llegue realmente.

La segunda razón se reduce al condicionamiento social. Desde que entramos en el jardín de infancia -o incluso antes- todo el mundo se esfuerza por decirnos que el fracaso es lo peor que le puede pasar a una persona. Si lo piensas, esto no tiene mucho sentido, ¡porque el niño medio hace bastante bien suspendiendo! Cuando empieces la escuela secundaria habrás aprendido a caminar, a hablar y a alimentarte por ti mismo. ¿Cómo ha conseguido dominar un conjunto de habilidades tan impresionante? Fallando, por supuesto. Los bebés no nacen sabiendo caminar. Primero deben aprender a gatear y luego caerse innumerables veces antes de ser capaces de caminar más que unos pocos pasos. Sin embargo, una vez que están en el sistema escolar, pronto aprenden que si no entienden algo a la primera, son débiles e inferiores.

A medida que los niños crecen, los padres y los profesores se vuelven aún menos tolerantes con el fracaso. Si piensas en tus días de escuela, probablemente recuerdes esa sensación de temor cada vez que llega la noche de los padres o cuando te envían las notas a casa. En la universidad, muchos de nosotros nos enfadamos ante la mera idea de recibir una nota media en un trabajo o de suspender una clase. Algunas personas se paralizan tanto ante la perspectiva del fracaso que se niegan a comprometerse del todo y abandonan, conformándose con cursos y carreras muy por debajo de su verdadero nivel de habilidad.

¿No es de extrañar que como adultos seamos a menudo tan reacios a dar el salto a una situación potencialmente arriesgada? En mi caso, el miedo al fracaso fue definitivamente un factor que me mantuvo atado al estilo de vida de 9 a 5 durante tantos años. Sé que no soy el único. Quizá a veces te imaginas viviendo la vida de tus sueños, haciendo tu trabajo ideal para otra empresa o haciéndote autónomo. Pero entonces aparece el miedo. Empiezas a pensar cosas como Sé que soy bueno en mi trabajo, pero ¿qué pasa si no puedo triunfar en un nuevo campo? ¿Y si no consigo clientes? ¿Y si me presento a los eventos de networking y la gente se ríe de mí? ¿Hay que hacer alguna formación especial para ser autónomo? ¿Y si me quedo sin motivación? Si quisiera volver a trabajar en mi antiguo sector, ¿alguien me contrataría? Puedes perder horas con estos pensamientos si no tienes cuidado. La rumiación conduce al agotamiento, que mina tu motivación para cambiar. Sólo cuando te des cuenta de que el miedo no va a desaparecer por arte de magia, tu elección será clara. Puedes tener miedo y quedarte en el mismo sitio o aceptarlo y dar el salto de todas formas.

Hay una forma sencilla de evitar el fracaso, y es no hacer nada. Si estás tan seguro de que no puedes soportar ni siquiera los pequeños desastres, entonces quédate en tu zona de confort y no te arriesgues. Pero recuerda que todo en la vida tiene un precio. El precio a pagar por no asumir riesgos es alto. ¿Realmente quieres pagarlo? Lo más probable es que te arrepientas de no haber aprovechado determinadas oportunidades y de haber perdido la posibilidad de alcanzar tus ambiciones. Los riesgos también te dan una sensación de adrenalina e incluso de propósito. Mejoran la vida, y elegir una vida de seguridad significa privarse del autodesarrollo.

El fracaso es inevitable, así que más vale que te hagas a la idea de que a veces te caerás de bruces. Esto no se debe a que seas intrínsecamente estúpido o incompetente. Simplemente porque hay demasiadas variables que escapan a nuestro control, y porque tenemos que trabajar dentro de nuestros límites. Este punto merece ser repetido: no puedes permitirte el lujo de tomarte el fracaso como algo personal. Puedes escribir el plan de negocio perfecto, sólo para que la economía se hunda en el primer año. Puedes idear una dieta y un régimen de ejercicio excelentes y romperte el brazo, haciendo que tus objetivos sean nulos. Eso sucede.

Lo que realmente importa es la forma en que decides responder al fracaso. Como todo en la vida, puedes elegir. Todo se reduce a cómo se percibe la situación. Para entenderlo mejor, piense en el efecto placebo. Las investigaciones en medicina y psicología han demostrado que si se da a un grupo de personas una píldora de azúcar inactiva y se les dice que está diseñada para tratar un problema concreto, como el dolor de cabeza o las náuseas, es probable que la persona media diga que el medicamento le ha ayudado a sentirse mejor. Por ello, las empresas farmacéuticas suelen realizar estudios en los que se comparan los resultados de un medicamento con un placebo. Para saber la eficacia de un fármaco, hay que tener en cuenta los resultados que los pacientes obtendrían de todos modos con sólo recibir un comprimido. El efecto placebo nos muestra que nuestras creencias son poderosas. Un solo cambio en nuestra percepción puede desencadenar resultados significativos. ¿Cómo se relaciona esto con el fracaso? Veamos dos posibles formas de reaccionar cuando las cosas van mal, empezando por el tipo de respuesta más común.

La mayoría de las personas ven sus fracasos como una confirmación de sus miedos más profundos y oscuros. El miedo a no ser lo suficientemente bueno. El miedo a que el mundo nunca recompense a los que se esfuerzan lo suficiente. El miedo a que, aunque otras personas puedan conseguir lo que desean, el éxito siempre les será esquivo personalmente. Al igual que el efecto placebo, se convierte en una profecía autocumplida. El pionero de la automoción, Henry Ford, dijo que si crees que puedes o no puedes hacer algo, tienes razón. Si interpretas tus fracasos como un reflejo fiel de tus capacidades -o de la falta de ellas-, iniciarás una espiral descendente. Te enseñarás a ti mismo que no tiene sentido ni siquiera intentarlo porque todo está condenado al fracaso. Tu autodisciplina alcanzará un mínimo histórico y el éxito parecerá aún más lejano.

Hay otra forma de responder al fracaso y es mucho más saludable. Las personas con más éxito no sólo prevén el fracaso, sino que lo aceptan como combustible de alta calidad que enciende su determinación. Una vez que haya fallado unas cuantas veces, sabrá que está reuniendo una información muy valiosa sobre lo que no funciona. Por lo tanto, puedes pensar en el fracaso como un ejercicio de recopilación de información que te ayudará a eliminar lo que no funciona y a centrarte en los pasos correctos que debes dar en el futuro.

Todos los que han logrado algo grande han fracasado numerosas veces en el camino. Esto es cierto en todos los campos que se puedan imaginar. Por ejemplo, el autor Stephen King ha hablado públicamente de la descorazonadora experiencia de recibir numerosas cartas de rechazo antes de que su primera novela, Carrie, fuera finalmente aceptada para su publicación. Desde entonces, ha vendido millones de libros en decenas de países. En el mundo de los negocios, no es raro ver cómo el primer, el segundo e incluso el tercer intento se desmoronan.

El capítulo 10 puede ayudarle a alcanzar sus metas.

¿Alguna vez has estado tan metido en una afición o en un trabajo que estabas haciendo que no te has dado cuenta de lo rápido que pasaba el tiempo? Tal vez estabas trabajando en casa en algo, yendo a toda máquina, cuando de repente tus hijos entraron por la puerta y te dejaron impactado en ese momento. Cuando esto sucede, cuando estás completamente absorto en lo que estás haciendo, estás increíblemente concentrado, y durante estos períodos de intensa concentración, también eres increíblemente productivo. Esta productividad es la forma crítica de tener éxito sin perder tiempo ni recursos.

¿Qué pasaría si pudieras activar este estado a voluntad? En lugar de tener que disfrutar de lo que estás haciendo lo suficiente como para involucrarte, ¿qué pasaría si simplemente pudieras desencadenar que te involucraras tanto que ni siquiera te dieras cuenta de que estás haciendo el trabajo en primer lugar? Cuando esto sucede, descubres que eres increíblemente eficaz y eficiente, y si pudieras aprovechar esto a voluntad, te darías cuenta de que tus capacidades están muy por encima de lo que hubieras supuesto de otra manera.

Este estado de estar tan absorto en lo que estás haciendo que no te das cuenta de que el tiempo pasa rápidamente se llama estar concentrado. Algunas personas pueden activarlo casi a voluntad, y tú también puedes aprender a hacerlo. Todo lo que tienes que hacer es perfeccionar tus habilidades de autodisciplina hasta que crees esa mentalidad particular, esa capacidad de empezar a concentrarte mucho más de lo que otros pueden.

La concentración es la capacidad de centrarse en lo que se está haciendo y aprovechar el esfuerzo, dirigiéndolo a hacer lo que se le ha encomendado en ese momento y manteniendo ese nivel de concentración durante un largo periodo de tiempo. Esto significa, básicamente, que es la capacidad de hacer algo, concentrarse en ello y terminarlo sin distracciones y con la cantidad adecuada de concentración para disponer de los recursos mentales necesarios para hacerlo.

La autodisciplina, como sabes, es la capacidad de aprovechar habilidades como la concentración para controlarte, lo que te permite hacer cosas que tal vez no quieras hacer porque sabes que lo necesitas. Te permite tener el nivel de dedicación necesario para tener éxito y mantenerte concentrado, incluso cuando preferirías no hacerlo.

Por desgracia, ser capaz de concentrarse durante largos periodos de tiempo, sobre todo cuando no te gusta lo que estás enfocando, es increíblemente difícil sin perfeccionar la habilidad. Los seres humanos tienden a ser bastante perezosos: todo lo que tienes que hacer es encontrar tus necesidades básicas y, aparte de satisfacerlas, no es probable que sientas la intensa motivación necesaria para centrarte en algo que no te importa, por mucho que necesites lograr esa única cosa. Puede que estés motivado para encontrar pareja y encontrar comida, pero más allá de eso, ¿estás realmente motivado para perder esos cinco kilos? ¿Realmente quieres obtener ese título? Si no deseas intrínsecamente esos resultados concretos, obligarte a centrarte en ellos será como tirar de los dientes, y eso es problemático. Tienes que ser capaz de aprovechar la concentración para mejorar tu persona y tu futuro, y para aprovechar la concentración, tienes que aprovechar la autodisciplina.

Los beneficios de mantenerse enfocado

No poder concentrarse puede ser increíblemente problemático. En particular, no es probable que seas muy productivo si no eres capaz de concentrarte. Acabarás evitando las cosas más importantes que necesitas hacer simplemente porque no sabes qué hacer primero. Sin embargo, cuando seas capaz de concentrarte, verás cómo cosechas los beneficios.

Las cosas se hacen más rápido.

Cuando eres capaz de concentrarte en tu tarea sin interrupciones ni distracciones, puedes concentrarte en esa única cosa. Esto significa que puedes ocuparte simplemente de esa tarea completa antes de pasar a la siguiente, y esa tarea se hace más rápido porque no estás intentando hacer malabarismos con la logística de dos o tres cosas a la vez. Por ejemplo, imagina que tienes que fregar los platos, cocinar la cena y también hacer los deberes de clase. Si intentaras hacer las tres cosas a la vez, probablemente no avanzarías muy rápido. No podrás concentrarte en la cocina porque estás fregando los platos, y como tu atención está dividida, tus deberes también te llevarán más tiempo. Al final, has pasado más tiempo intentando hacer malabarismos con las tres cosas a la vez que el que habrías dedicado a hacer cada tarea por separado con toda tu atención.

Las cosas se hacen mejor.

Del mismo modo, cuando te centras sólo en un proyecto o tarea concreta que tienes que completar, descubrirás que tu trabajo mejora notablemente cuando te centras sólo en eso en lugar de intentar ir de un lado a otro. No te distraerás con pensamientos ajenos a ti ni con otros aspectos para intentar averiguar cómo hacer todo, y como resultado directo, el trabajo que haces se ve mejor.

Estás menos estresado.

Sin tener que preocuparse de un montón de trabajo y de averiguar la mejor manera de manejarlo, puedes reducir tu estrés, todo porque te mantienes concentrado. Cuando te concentras, repeles los factores de estrés externos y, al hacerlo, descubrirás que eres capaz de afrontar el trabajo sintiéndote menos preocupado por completarlo en general. No te sentirás abrumado por tratar de hacer malabares con todo cuando sólo te concentres en una tarea a la vez.

Deja que tu subconsciente haga el trabajo.

Cuando te concentras en una cosa a la vez, puedes empezar a convertirla en una tarea en piloto automático. Piensa que, cuando aprendiste a conducir por primera vez, era difícil hacerlo y requería tu concentración. Sin embargo, a medida que te concentrabas, eras capaz de aprender a hacer el trabajo y, finalmente, tu subconsciente también aprendió a hacerlo. En particular, esto es relevante para cualquier trabajo que hagas de forma habitual y regular: cuando lo haces lo suficiente, se convierte en algo natural y más automático, lo que significa que gastarás aún menos tiempo y energía tratando de completar estas tareas en el futuro mientras aprendes a ser bueno haciéndolas en primer lugar.

Lucha contra la concentración.

Por supuesto, alcanzar este nivel de concentración es increíblemente difícil, especialmente en los tiempos que corren. Rara vez hay un momento en el que no te distraigas con cosas a tu alrededor que intentan robarte la atención. Puede que estés intentando leer una entrada de un blog en un sitio web que sigues y te encuentres con que te distrae la publicidad que aparece en el lateral de la página. Puedes ir a una cafetería para tener una cita, sólo para distraerte por la constante charla.

Básicamente, dondequiera que vayas, estás inundado de anuncios, mensajes y personas que intentan que mires. Esto distrae y puede dificultar enormemente la concentración. Piensa en la última vez que pudiste sentarte y mantener una conversación con alguien sin ningún tipo de distracción: lo más probable es que no haya ocurrido en mucho tiempo.

Esto se debe a que el mundo no está diseñado para los hiperconcentrados: está diseñado para intentar alimentar a la fuerza la mayor cantidad de información posible en el menor tiempo posible. Cuanta más publicidad ve, más compra. Cuanto más compras, más dinero ganan otras empresas y el gobierno a través de los impuestos y los ingresos por ventas.

En efecto, quitarte la atención y la concentración es rentable. Al quitarte la atención, te conviertes en un mejor consumidor, lo que te lleva a comprar más, tal y como pretendían las empresas de tu entorno.

Por eso es tan importante aprender a concentrarse: cuando aprendes a concentrarte, eres capaz de eliminar las distracciones y las tentaciones. Con autodisciplina, puedes desconectar esas distracciones y resistirte a los anuncios.

Afortunadamente, la concentración es algo que se puede desarrollar y aprender. A medida que se avanza en el proceso de aprendizaje de la concentración, se puede empezar a desarrollar la capacidad de utilizarla realmente a voluntad. Al fin y al cabo, la mente y sus capacidades son músculos que se pueden utilizar y fortalecer. Puedes crear el tipo de concentración aguda que te permitirá realizar de verdad y con destreza el trabajo que tienes que hacer sin ser víctima de la exageración o la distracción. Prueba a utilizarlos y verás cómo te resulta más fácil concentrarte.

La lista de distracciones

Cuando estás en medio de un proyecto importante, es posible que te distraigas casualmente. Tal vez ve que su pareja le ha enviado una foto tonta y quiere responder. Tal vez quieras ver si eso que estás vendiendo en las redes sociales ya tiene postores. Tal vez simplemente te preguntes qué ha pasado con ese gato del que leíste hace semanas y que te vino a la cabeza por casualidad. No importa cuál sea la distracción, puede ser difícil volver a la pista después de que la distracción haya pasado. De hecho, por término medio, se puede tardar 25 minutos en volver a la tarea. Piensa en la cantidad de tiempo que se pierde, entonces, cuando decides que necesitas buscar al gato, sólo para revisar tus redes sociales 30 minutos después... Puedes terminar en un ciclo de no hacer nunca lo que necesitas para hacer el trabajo, y eso es problemático.

Sin embargo, ¿qué pasaría si crearas una lista de distracciones para ti mismo? En lugar de distraerte y salirte por la tangente al azar, puedes intentar escribir lo que te has preguntado. La próxima vez que decidas que necesitas revisar tus redes sociales, puedes simplemente anotarlo en un papel y luego volver al trabajo. Esto crea una especie de lista de tareas pendientes a la que puedes volver cuando hayas terminado la tarea en la que estás trabajando o tengas un descanso programado.

Cuando hagas esto, es posible que quieras evitar usar tu teléfono como tu cuaderno de notas, porque puede ser demasiado tentador simplemente acceder a tus redes sociales si ya tienes tu teléfono en la mano. En su lugar, limítate a un simple trozo de papel y un bolígrafo. Es posible que al principio tus listas sean bastante largas, e incluso que escribas que quieres revisar tus redes sociales varias veces mientras lo haces. Cuando finalmente termines de anotar todas tus distracciones y termines la tarea en la que te estabas concentrando, cuenta todas las distracciones aleatorias que te han venido a la mente y luego multiplícalas por 25. Luego, toma ese número y divídelo entre 60. Ahora tienes el número de horas que habrías perdido por la tangente si no te hubieras quedado quieto y te hubieras negado a entretenerte con ellas.

Aprender a escuchar atentamente

Especialmente cuando interactúa con otras personas, puede descubrir que se distrae rápidamente queriendo hacer preguntas o cambiar de tema. Esto es problemático: cuando haces esto con regularidad, no sólo demostrarás a todos los que te rodean que tienes la capacidad de atención de una ardilla, sino que también es probable que molestes a varias personas que aprenderán que no se puede confiar en ti cuando se trata de hablar de algo importante.

Por eso, aprender a escuchar con atención puede ayudarte. La capacidad de escuchar activa y atentamente no sólo es una habilidad necesaria si vas a interactuar con otras personas, sino que también es un ejercicio de autodisciplina y concentración. Escuchar atentamente no tiene por qué ser tan aterrador como parece: todo lo que tienes que hacer es averiguar cómo concentrarte mejor en la tarea que tienes entre manos sin distraerte con otras cosas. En este caso, su atención debe centrarse en la persona que le habla.

Cuando escuchas activamente, debes asegurarte de estar completamente presente con la persona que habla. Debes mirar directamente a la persona sin mirarla fijamente. Al hacer esto, reconoce que son el centro de su atención y que pueden hablar mientras usted presta atención. Asiente con la cabeza de vez en cuando y mantiene su lenguaje corporal abierto. Esto indica a la otra persona que la estás escuchando activamente. Por último, debes asegurarte de que lo cumples. Debes escuchar realmente lo que te dicen sin distraerte. Esto significa que está escuchando legítimamente y se centra en la comprensión en lugar de tratar de averiguar la mejor manera de responder o refutar un punto que se le ha dado.

Leer regularmente

Puede ser una inclusión sorprendente en esta lista, pero la gran mayoría de los adultos rara vez se toman el tiempo de leer un libro o un artículo largo hasta el final. De hecho, sólo un 5% de los lectores terminan un artículo online que han empezado. Esto significa que la gente tiene la mala costumbre de empezar a leer algo, leer el principio y luego dejarlo antes de terminar. Piensa por un momento en lo que esto supone para la concentración.

Si tu respuesta es que hace que la gente deje de concentrarse en lo que estaba haciendo en lugar de dedicar tiempo a asegurarse de que ha entendido lo que estaba leyendo, tienes razón. Cuando te saltas y nunca terminas tu artículo, simplemente estás enseñando a tu cerebro que no necesita concentrarse en primer lugar. Estás admitiendo que es mejor saltar de un tema a otro en lugar de llegar a algún sitio con tu trabajo, y esto se convierte en un hábito.

Usted quiere superar este hábito, y la forma de hacerlo es asegurándose de leer la totalidad de sus artículos o libros con regularidad. Por supuesto, no estás obligado a terminar siempre lo que has empezado, eso sería ridículo. Sin embargo, debe ser capaz de leer y concentrarse lo suficiente para llegar al final de la mayoría de los artículos. Si eres una criatura de hábitos, quieres ser una criatura de enfoque habitual, y eso viene con la persistencia de leer hasta el final del artículo que estás leyendo.

En concreto, quiere dedicar tiempo a la lectura regular de libros. Por supuesto, mientras lees este artículo ya estás a mitad de camino de un libro, así que probablemente ya hayas cubierto este paso. Sin embargo, asegúrate de dedicar regularmente tiempo a la lectura de libros y a terminarlos para recordar a tu cerebro que necesita aprender a concentrarse.

Capítulo 11 Por qué deberías despedirte para intentarlo.

Su nivel de fuerza de voluntad influirá en la forma de tomar decisiones en distintos momentos del día. Los estudios demuestran que una persona suele tomar mejores decisiones cuando está más fresca y alerta. Por otro lado, una persona será más propensa a tomar decisiones impulsivas o a posponer cualquier decisión cuando esté cansada y se vea perjudicada por el agotamiento de la fuerza de voluntad.

Si alguna vez has visto la película italiana Ladrones de bicicletas, habrás comprobado que la capacidad del protagonista para tomar buenas decisiones se va deteriorando a medida que avanza la película. El protagonista es un padre de familia que consigue un nuevo trabajo que le obliga a tener una bicicleta. Vende algunos bienes para conseguir una bicicleta usada, que luego es robada. Todo lo demás en la película es sobre este padre y su hijo tratando de encontrar la bicicleta. Cuanto más cansado y desesperado está, más extravagantes son sus decisiones. Hacia el final de la película, está tan agotado y estresado por su infructuosa búsqueda que derrocha y se gasta lo último de su dinero en una lujosa comida con su hijo.

La toma de decisiones y la fuerza de voluntad están directamente relacionadas entre sí. Cuantas más decisiones tengas que tomar, menos fuerza de voluntad tendrás para seguir tomando buenas decisiones.

El enigma de la lista de bodas

Cuando Steve y yo fuimos a registrarnos en las tiendas habituales para nuestra boda, sólo teníamos una idea de lo que nos esperaba. Pensábamos que habíamos acordado qué tipo de cosas queríamos para nuestra casa. La noche anterior nos habíamos sentado a discutir nuestras ideas y habíamos llegado a un acuerdo en casi todo. Por lo tanto, pensamos que sería bastante rápido e indoloro crear una lista de las cosas que necesitábamos y queríamos.

Nos equivocamos.

Resulta que hay cerca de diez millones de tonos diferentes de docenas de sábanas con diferente número de hilos disponibles. Cinco billones de tipos de vajilla, setenta billones de juegos de plata y como doce marcas diferentes de electrodomésticos de cocina después, nos sentimos abrumados por todas estas cosas que no habíamos considerado que existieran. Es decir, nunca he usado una huevera en mi vida, pero después de pasar toda una tarde eligiendo entre tazas medidoras de plástico de colores y plateadas y decidiendo si realmente necesitábamos otra cafetera cuando ya teníamos una cada uno, nos encontramos dudando sobre este ridículo artilugio. ¿Importaba que ni siquiera supiéramos por qué íbamos a necesitar realmente ese artilugio? La asociada que nos atendió dijo que lo había utilizado una vez para la presentación de la graduación de su hijo en el instituto. Nunca se sabe cuándo se puede querer que los huevos duros sean cuadrados en lugar de ovalados. Es mejor ir a lo seguro.

Al final de la tarde decíamos: "Sí, pon todo en la lista por si acaso". Ahora sácanos de aquí". Nuestra capacidad para pensar en nuestras decisiones y vetarlas racional y metódicamente parecía habernos abandonado.

Después de eso, bebimos mucha cerveza, nos quedamos hasta tarde y pedimos pizza con queso extra por capricho. Nos justificamos fácilmente diciendo que había sido un día largo, y ninguno de nosotros se sintió demasiado culpable, a pesar de saber que beber siete cervezas cada uno y llenarse de grasa y carbohidratos no se considera generalmente una buena elección de estilo de vida.

La fatiga de decisión se produce cuando se llega a un límite en el número de decisiones que se pueden tomar razonablemente con control y confianza, y entonces se opta por actuar impulsivamente o posponer una decisión en ese momento.

Cruza el Rubicón.

El Modelo Rubicón de toma de decisiones recibe su nombre del momento en que Julio César decidió tomar el control de la República Romana y cruzar el río Rubicón hacia el territorio italiano prohibido en el año 49 a.C. Una vez que tomó la decisión de cruzar el río, sus cartas quedaron boca arriba, por así decirlo. Si su campaña fracasaba, sería ejecutado. En otras palabras, había pasado un punto de no retorno.

Hace varios años experimenté lo que me gusta considerar como mi propio Rubicón personal cuando estaba en la fiesta de Navidad de un amigo. Mi amiga Zoe siempre hace estas libras locas que son lo más delicioso que hay, pero había que tener cuidado con la cantidad que se comía porque, sin duda, daba a todos un caso explosivo de barriga gruñona. Pues bien, en la fiesta de Navidad en cuestión, me comí un pequeño cuenco, sabiendo que si me detenía allí, tendría algo de gas, pero no más que cualquier otra persona en la fiesta de esa noche.

Pasaron algunas horas, y con ellas, varios vasos de bebidas alcohólicas entraron en mi torrente sanguíneo. No olvidé que ya tenía los kilos. Me gustaría argumentar que mi juicio se vio afectado por todo el alcohol, pero la verdad es que el chile sabía bien y necesitaba comer más. Recuerdo que me llevé la cuchara a los labios y pensé: "Ya está. Una vez que baje esta cucharada, no habrá vuelta atrás". Entonces di el paso. Me comí un bol muy grande.

A diferencia de Julio César, que derrotó a Pompeyo y se instaló como dictador sobre Roma, yo no derroté a nadie y me instalé como señor del dios de la porcelana durante las siguientes siete miserables horas de mi vida.

Todo esto quiere decir que la fatiga mental, especialmente cuando se trata de un punto de no retorno, debe tomarse muy en serio, sobre todo si uno se siente inclinado a actuar impulsivamente bajo la influencia de dicha fatiga.

El cansancio mental también hace que la persona sea muy reacia a comprometerse o pactar. Por ejemplo, es más probable que un juez conceda la libertad condicional a un preso inmediatamente por la mañana, pero más tarde, por la tarde, es menos probable que conceda la libertad condicional a un preso con el mismo delito y la misma condena debido a su fatiga por tener que tomar decisiones importantes durante todo el día. En la mente de un juez, denegar una solicitud de libertad condicional es una decisión más segura que concederla a alguien que podría ser peligroso para la sociedad. Cuando el juez está cansado de tomar decisiones durante todo el día, sabe que está cansado y tiene menos energía para sopesar los pros y los contras de la situación. Por lo tanto, toma el camino de menor resistencia en lugar de cruzar el punto de no retorno.

La toma de decisiones habitual y los efectos sobre la fuerza de voluntad

Las decisiones que tomes están directamente relacionadas con tu fuerza de voluntad actual y tendrán un efecto directo en tu fuerza de voluntad futura a lo largo del tiempo. Las malas decisiones constantes te entrenan para tomar más malas decisiones, mientras que las buenas decisiones constantes te pueden entrenar y reentrenar para tomar buenas decisiones de forma constante.

Cuando compran, los pobres se cansan más rápidamente de tomar decisiones porque tienen que sopesar constantemente sus opciones. Esto agota la fuerza de voluntad. En mis dos primeros años después de la graduación, había conseguido un trabajo en California. Cuando acepté el trabajo, creí que era un trabajo bien remunerado. Resultó que el coste de la vida en California era mucho más alto que en mi país. Necesitaba todo mi sueldo para pagar el alquiler, los servicios públicos y los préstamos estudiantiles, y me quedaba muy poco dinero después de pagar las facturas necesarias para los gastos de transporte, la comida y otras necesidades aleatorias.

De repente, ir al supermercado a por mi compra semanal se convirtió en una experiencia mucho más estresante. Tenía que comprar todo lo que pudiera conseguir por el menor dinero posible. Por ello, no pensaba demasiado en si un cuerpo humano debería vivir a base de fideos ramen, judías verdes congeladas y leche en polvo. Me pasé la compra haciendo cuentas, y cuando llegué a casa de la tienda, guardé la compra y pasé las siguientes horas perdiendo el tiempo viendo la televisión.

Esto se convirtió en mi ritual de los sábados: levantarme, ir de compras, llegar a casa cansado y deprimido y ver la televisión. A veces me proponía leer un libro o salir a pasear, pero siempre me costaba motivarme para hacerlo después de ver la televisión. Ver la televisión como respuesta a sentirme desanimado sobre mi vida se convirtió en un hábito del que era difícil salir. Hay datos científicos que sugieren que se tarda hasta dos horas en volver a la rutina después de ver la televisión de forma pasiva durante cualquier periodo de tiempo, y es habitual sentirse irritable después de ver la televisión durante periodos prolongados. Esto fue definitivamente cierto en mi vida. Hizo falta una intervención seria en forma de colegas que se hicieron amigos míos y me arrastraron con ellos los sábados para sacarme de mis espirales de pensamientos autodestructivos posteriores a las compras.

Los hábitos pueden vencer a la fuerza de voluntad, literalmente, sin intentarlo, pero tomar decisiones deliberadas respecto a tus acciones una y otra vez te reentrenará, con el tiempo, a tener mejores hábitos.

Capítulo 12 Cómo maximizar la productividad.

Avalancha de productividad

Me parece muy interesante que las mismas personas a veces son muy perezosas y pueden hacer muy poco trabajo y a veces son muy productivas y pueden hacer una gran cantidad de trabajo en el mismo período de tiempo. Esto sucede porque la cantidad de trabajo que haces en un día, mes o año depende de que hayas activado una avalancha de productividad. Cuando empiezas a trabajar en cualquier objetivo experimentas una resistencia importante, más tarde te pones a trabajar, incluso más tarde te pones a trabajar tanto que no quieres parar, y finalmente estás tan motivado para trabajar que puedes realizar una cantidad de trabajo que te impresiona tanto a ti como a otras personas. Cuando somos improductivos nos cuesta incluso superar la fase de resistencia, cuando eres moderadamente productivo te sitúas en algún punto intermedio de este ciclo y cuando eres extremadamente productivo activas todas las fases de la avalancha de productividad.

Bola de nieve de la motivación

En 1982, Kenneth McGraw y sus colegas de la Universidad de Mississippi realizaron un experimento en el que los participantes tenían que resolver un difícil rompecabezas. Antes de que los participantes pudieran resolver el rompecabezas, se les dijo que el estudio había terminado. A pesar de ello, casi el 90% de las personas siguieron trabajando en el rompecabezas de todos modos.

Cuando las personas han empezado a trabajar en una tarea, se sienten incómodas si no la terminan, por lo que si se les interrumpe, sienten la necesidad de volver a ella lo antes posible. Este efecto se denomina efecto Zeigarnik en honor al psicólogo ruso Bluma Zeigarnik, que lo describió por primera vez en 1927. Los productores de telenovelas utilizan los cliffhangers al final de cada episodio para que te preguntes "¿Qué pasará después?" y te sientas incómodo si no ves el siguiente episodio. Así que cuando te des cuenta de que te has pasado todo el día viendo decenas de episodios de "Lost", debes saber que todo se debe a que el efecto Zeigarnik crea un deseo ardiente de terminar lo que has empezado y no a que seas perezoso. Después de superar una inercia inicial y empezar a trabajar en una tarea, el efecto Zeigarnik entra en acción y te sientes obligado a continuar hasta que la tarea esté terminada. Cuando trabajes en tu próximo proyecto puedes utilizar este conocimiento en tu beneficio y dar el primer paso hacia tu objetivo lo antes posible, porque después de poner en marcha el tren de la productividad el efecto Zeigarnik se asegurará de que no se detenga hasta que termines lo que has empezado.

Cuando completes con éxito una tarea, sentirás una explosión de felicidad y confianza en ti mismo. Este éxito no sólo es estupendo, sino que te motivará a empezar a trabajar en la siguiente tarea para repetir esta experiencia positiva, y esta vez superar la inercia será mucho más fácil. Cuanto más consigas, mejor te sentirás contigo mismo y más ganas tendrás de conseguir aún más. Cuantas más tareas hayas completado con éxito recientemente, más adicción habrás desarrollado a la sensación de logro, y más ganas tendrás de lograr aún más. El éxito engendra éxito, así que lo que necesitas para lanzar una avalancha de productividad es pasar a la acción y plantar una semilla temprana de éxito. Los pequeños éxitos diarios son la mejor motivación para perseguir tu objetivo a largo plazo y trabajar sin procrastinar.

Así es como funciona el concepto de Avalancha de Productividad en tu vida diaria. Al principio, debido a la ley de la inercia, sientes una resistencia a empezar a trabajar en una tarea. Puede que pienses: "Una tarea es difícil de completar, prefiero ver un divertido vídeo de gatos en

Internet para experimentar una gratificación instantánea". Sin embargo, a nivel lógico, sabes que procrastinar hará que esta tarea sea aún más difícil de realizar, por lo que es bueno empezar a trabajar en ella lo antes posible. Para engañar a tu mente, dite a ti mismo: "No necesito completar toda la tarea, sólo necesito empezar a trabajar en ella y después de 5 minutos, si así lo decido, puedo dejar de trabajar en ella". Cuando empiezas a trabajar en una tarea, en pocos minutos entras en un estado de flujo y permanecer en este estado es mucho más fácil que entrar en él. Debido al efecto Zeigarnik, no quieres parar hasta que la tarea esté terminada porque sabes que si te detienes a la mitad sentirás malestar y si terminas sentirás una explosión de felicidad. Cuando por fin completas una tarea, tu autoestima aumenta y sientes emociones positivas. Estas emociones positivas hacen que quieras empezar la siguiente tarea lo antes posible y superar la inercia es mucho más fácil ahora que la primera vez. Y el proceso se repite. Cada vez completas más tareas, y cuanto más éxito tienes, más crece tu total de tareas terminadas como una bola de nieve. En este punto te das cuenta de que has desencadenado una avalancha de productividad y lo poderosa que es.

La diferencia entre las personas que hacen una enorme cantidad de trabajo al día y las que no hacen nada es muy insignificante en términos de esfuerzo aplicado. A las personas improductivas les cuesta superar la barrera de la inercia inicial. Las personas productivas activan una avalancha de productividad y disfrutan de los beneficios de ir a toda velocidad hacia sus objetivos a largo plazo. Activar una avalancha de productividad es sencillo. Sólo tienes que empezar a trabajar en una tarea lo antes posible y crear tu semilla inicial de éxito. Para activar una avalancha de productividad de forma consistente, tienes que desarrollar el hábito de hacer que el tiempo entre que se te ocurre una idea y empiezas a ponerla en práctica sea cada vez más corto.

Establezca un plazo y desarrolle un sentido de urgencia.

Cuando tenía 12 años, asistía a clases de baile en Kiev los martes y jueves. Había llamado a mi amigo Sergey: "Sergey, ¿te gustaría asistir a clases de baile en un estudio de danza conmigo? Imagina lo divertido que sería si fuéramos juntos". Me dijo: "¿Estás loco? ¿No sabes que los miércoles y los viernes tenemos clases de historia? Y antes de cada clase tenemos que memorizar un capítulo de nuestro libro de historia y presentarlo delante de nuestro estricto profesor Leonid? Me encantaría participar, pero desgraciadamente no puedo". Después de la llamada telefónica sonreí internamente porque no sólo Sergey tenía esas lecciones de historia, sino que yo también, y mis notas eran significativamente mejores que las suyas. Me pregunté: "¿Cómo es posible que Sergey saque menos notas que yo si tiene mucho más tiempo de preparación? Más tarde me di cuenta de que Sergey era un procrastinador crónico y que la mayor parte del tiempo que tenía para aprender historia lo dedicaba a los juegos de ordenador. Y sabía que tenía muy poco tiempo para la historia, así que me la aprendía durante dos horas como una loca sin un solo descanso cuando llegaba a casa de la clase de baile.

Cuando crecimos, Sergey ganó un concurso creativo organizado por una de las mayores agencias creativas del mundo y en pocos años se convirtió en un director creativo de gran éxito en Moscú. Un día, cuando yo venía de Estados Unidos a visitar a mis padres y él venía de Rusia a visitar a los suyos, nos reunimos en el apartamento de mi familia y hablamos durante horas de nuestras vidas. Me di cuenta de que el éxito de Sergey radica en su enorme productividad. Le pregunté: "Sergey, ahora soy un procrastinador crónico y estoy muy frustrado por la cantidad de trabajo que puedo hacer al día. ¿Qué es lo que más te ayuda a ser tan locamente productivo?". Sergey pensó un momento, dio un sorbo a su té y dijo: "Creo que los plazos son lo que me funciona. Tengo plazos frecuentes para mis proyectos publicitarios y trabajo con mucha eficacia para intentar cumplirlos".

El punto de esta historia es que no importa que yo haya sido productivo en la infancia y haya olvidado el poder de los plazos, no importa que Sergey haya aprendido lo efectivos que son los plazos, lo que importa es que los plazos son una técnica de productividad increíblemente poderosa que funciona para todos.

Dan Ariely, profesor de psicología y economía del comportamiento en el MIT, realizó un experimento en el que los estudiantes corrigieron 3 documentos, cada uno de los cuales tenía 100 errores gramaticales y ortográficos plantados deliberadamente. Se les pagaba 10 céntimos por cada error detectado correctamente y recibían una penalización de 1 dólar por cada día de retraso en la presentación. Un total de 60 estudiantes participaron en el estudio. Se les asignó aleatoriamente a tres condiciones experimentales.

El primer grupo de estudiantes tenía plazos uniformemente espaciados y debía presentar uno de los 3 textos cada 7 días. El segundo grupo tenía plazos autoimpuestos, lo que significa que podían elegir sus propios plazos para cada texto en un plazo de 3 semanas. El tercero tenía un plazo final, por lo que debían presentar los 3 textos al final de las 3 semanas.

Los resultados de este estudio me impresionaron significativamente. El primer grupo con plazos uniformes corrigió un 75% más de errores y el segundo grupo con plazos autoimpuestos corrigió un 45% más de errores que el grupo con un plazo al final del experimento. Además, el primer grupo con plazos uniformemente espaciados tuvo un 66% menos de personas que retrasaron su presentación y el segundo grupo con plazos autoimpuestos tuvo un 33% menos de personas que retrasaron su presentación que el tercer grupo con el plazo generosamente espaciado al final del experimento. Como se puede ver, las personas con cualquier tipo de fecha límite establecida hicieron un trabajo significativamente mejor en menos tiempo que las personas que no tenían fecha límite o que tenían una fecha límite muy generosamente establecida al final del experimento.

La Asociación Americana de Psicología llevó a cabo otro estudio que puso a prueba la capacidad de los drogadictos para escribir y presentar a tiempo una redacción de 5 párrafos. Los investigadores descubrieron que los adictos que escribían cuándo y dónde iban a escribir la redacción tenían un 90% más de probabilidades de entregarla. Si establecer plazos autoimpuestos funciona para los adictos, un grupo de personas que luchan especialmente con la disciplina, ten por seguro que para la gente normal como tú y yo funciona a las mil maravillas.

Un historiador británico, Cyril Parkinson, tras años de trabajo en la administración pública, observó que cuando la burocracia se expandía se volvía más ineficiente y en 1955 formuló la Ley de Parkinson que dice: El trabajo se expande para llenar el tiempo disponible para su realización. Esta ley significa básicamente que si te das 3 semanas para completar una tarea de 1 hora, esa tarea se volverá tan compleja y estresante en tu mente que se convertirá en una tarea que sólo se puede completar en 3 semanas. Puede que la tarea en sí no requiera varias horas de trabajo, pero el estrés asociado a su realización y la procrastinación para empezar aumenta tanto que las 3 semanas se llenan de preocupación y frustración, y finalmente se trabaja en la tarea en el último momento antes de la fecha límite. No es porque seas perezoso o no trabajes lo suficiente, sino porque nuestros cerebros están conectados de esa manera. Parkinson descubrió que cuando el tiempo asignado para completar la tarea es más corto, la tarea es más fácil de completar. Según la profesora de empresariales Sophie Leroy, la presión del tiempo también ayuda a reducir significativamente la atención de las tareas anteriores y a centrarse sólo en la tarea que se está realizando.

Por supuesto, si establece un plazo de 5 minutos para una tarea de 1 hora, no tendrá ningún impacto positivo en la productividad porque no considerará factible ese plazo. Sin embargo, si para una tarea de una hora te fijas un plazo de 45 minutos, 1 hora o 1,5 horas en lugar de 3 semanas, tu productividad se disparará. Es estupendo que para algunos objetivos intermedios establezcas una fecha límite en las próximas 24 horas, para que puedas sentir la sensación de urgencia que te motivará a actuar de inmediato. Al hacer que los plazos sean más cortos pero adecuados, disminuimos la complejidad de la tarea a su valor natural, aumentamos la concentración y logramos más en la misma cantidad de tiempo con menos esfuerzo.

En muchas organizaciones se tiende a motivar a los empleados para que "trabajen más duro, no más inteligentemente", basándose en el mito de que cuanto más tiempo se tarde en completar el trabajo, mejor será la calidad del mismo. Esta mentalidad lleva a los directivos a recompensar a los empleados por las horas trabajadas y no por los resultados obtenidos. Y lo que es peor, el "trabaja más, no más inteligente" está tan extendido culturalmente que la gente cae presa de él incluso cuando nadie supervisa su trabajo y se esfuerza por estar ocupada en lugar de ser productiva. En consecuencia, son improductivos porque nuestro cerebro no funciona según nuestras creencias, sino según leyes definidas por la naturaleza, como la ley de Parkinson.

Cuando trabajes en cualquier tarea, di "lo terminaré en X horas" en lugar de "trabajaré en esta tarea hasta que esté terminada". Los plazos son un mecanismo de productividad extremadamente eficaz y, cuando no tengas un plazo establecido por circunstancias externas, intenta siempre establecer un plazo autoimpuesto. Cuando establezca un plazo equilibrado, asegúrese de asignar el tiempo suficiente para producir un trabajo de alta calidad, pero hágalo lo suficientemente cerca como para crear una sensación interna de urgencia. En la mayoría de los casos, una fecha límite que esté dentro de las 24 horas siguientes a la hora que usted fijó funciona muy bien para motivarle a tomar medidas sin procrastinar. Las personas con éxito crean su propio "sistema de forzamiento" estableciendo una presión de tiempo en cada tarea que realizan. Puede que hayas oído hablar de los plazos en el pasado, pero si realmente entiendes su poder y los utilizas, superarás a la mayoría de las personas que no lo hacen. Piensa en los estudiantes que hacen más trabajo en un día antes de un examen que algunas personas en un mes. ¿No te haría más productivo si pudieras trabajar cada día como si un examen imaginario fuera mañana?

Capítulo 13 Cómo aumentar la fuerza de voluntad.

Seguro que has oído hablar de Esparta y de la historia de la disciplina espartana, pero ¿sabes lo que realmente implicaba? Los niños eran sacados de sus casas a la tierna edad de siete años y alojados en dormitorios con otros niños. A partir de ese momento, comenzó su entrenamiento para convertirse en soldados. Les enseñaron diferentes habilidades de combate, pero sobre todo la importancia de la disciplina.

Su entrenamiento era ciertamente riguroso, pero los espartanos creían que la única manera de convertir a un niño en un hombre era mediante el orden y la disciplina. Sus profesores y entrenadores les contaron historias de grandes guerreros y sus logros para preparar sus cuerpos y mentes para la grandeza. No todos se convirtieron en campeones, pero todos fueron entrenados de una manera que les permitió enfrentarse a la adversidad y no temer nada. Incluso la muerte no era motivo de preocupación, siempre que fuera una muerte honorable.

No quiero decir que debas adoptar las costumbres espartanas, por supuesto. Simplemente trato de señalar que eran toda una civilización próspera basada en principios de autodisciplina y que tenían una fuerte fuerza de voluntad individual. Aunque todos los soldados servían al Estado, debían tener una individualidad muy fuerte para soportar todos los retos en las numerosas batallas que cada espartano tenía que soportar durante su vida.

Cuando la gente habla de autodisciplina, lo hace parecer muy fácil. Sólo tienes que controlar tus acciones. ¿Qué tan difícil puede ser? La realidad es que es probablemente lo más difícil y el mayor reto al que se puede enfrentar cualquier persona. ¿Cómo de bueno eres para controlar tus acciones realmente?

He aquí otro ejemplo con el que muchos de ustedes pueden identificarse. ¿Cuántas veces decides ver otro episodio de tu programa de televisión favorito aunque sepas que hay trabajo por hacer? Sabes que no deberías, pero lo haces de todos modos. Y es algo tan pequeño; basta con hacer clic en esa pequeña "x" de la esquina superior derecha y volver al trabajo.

Incluso el más pequeño de los retos requiere una gran cantidad de fuerza de voluntad. No hace falta ser un genio o un filósofo para entender por qué: ver tu programa favorito es agradable, trabajar es, en su mayor parte, desagradable. Y lo mismo ocurre con el ejercicio, si sólo se considera el aspecto físico.

Otro ejemplo muy relacionado es cuando alguien te cuenta algo en confianza. Te lo han contado porque confían en ti y creen que puedes ayudarles si les escuchas, pero no quieren que les transmitas más su secreto. Sin embargo, qué difícil es mantener la boca cerrada cuando estás con otros amigos y la historia es demasiado interesante como para no contarla. ¿Cuántas veces acabas por soltar el rollo?

Ahora bien, no todos sufrimos todos estos síntomas, porque si alguien lo hiciera sería casi imposible de solucionar. Pero la mayoría de nosotros tenemos algunos y no tenemos suficiente fuerza de voluntad y autodisciplina para deshacernos de ellos.

Permítanme decirles algo que los campeones ya saben: la fuerza de voluntad no es un talento, es una habilidad que se adquiere mediante el trabajo duro y el sacrificio. Puede que tengas alguna predisposición natural que te facilite dominar esta habilidad concreta, pero no vendrá por sí sola.

La autodisciplina sólo puede lograrse y mantenerse después de haber fortalecido la fuerza de voluntad. Significa mantenerse centrado en hacer lo que hay que hacer o abandonar los hábitos que sabes que te perjudican. La autodisciplina consiste en mantener la paciencia incluso cuando la situación parece exigir una reacción explosiva.

Pero supongo que ya sabes la mayoría de estas cosas. Lo que se pregunta es cómo se llega hasta allí. Y lo vuelvo a decir, porque es muy importante que este pensamiento cale hondo en tu cerebro, no es fácil. De hecho, es muy difícil, y si vas a entrar en todo este proceso pensando que puedes superarlo sin problemas, te espera otra cosa.

Sin embargo, por muy difícil que sea, merece la pena. Los beneficios de estos rasgos te ayudarán a llegar muy lejos en todos los aspectos de tu vida. Desecharás la pereza y la dilación; será mucho más fácil pasar de los pensamientos y las palabras a los hechos. En combinación con las técnicas anteriores, tus miedos ya no te frenarán. Estarás en camino de convertirte en un verdadero ganador.

Como estas dos cosas son realmente importantes para tu desarrollo personal, voy a darte algunos ejercicios sencillos que deberían ayudarte a llegar lejos.

Ejercicio 1 - Haz cosas que te gusten.

Empecemos con algo que debería ser fácil porque es agradable. Hay ciertas cosas que te gustaría hacer, pero que has prolongado durante un tiempo y no las haces con la frecuencia que te gustaría. ¿Le gusta comer un filete de vez en cuando, pero nunca acaba de ir a su restaurante favorito a comer uno? Ya es suficiente. Proponte ir una vez a la semana o cada dos semanas y asegúrate de no saltártelo nunca. Ya no es tu elección, ahora es tu obligación, que además te hace feliz. Por supuesto, también puede ser una salida al cine o cualquier otra cosa que siempre quieras hacer pero que siempre encuentres alguna razón para no hacerlo.

El mal tiempo, el cansancio, la larga semana, todo son excusas. Ya no hay excusas. Tienes que hacer cosas que te hagan feliz e incluso hacer estas cosas a menudo requiere mucha fuerza de voluntad. Por lo tanto, comience su viaje con este ejercicio porque debería ser relativamente fácil de hacer.

Ejercicio 2 - Utilice la otra mano cuando beba.

Aunque esto parezca trivial, inténtalo durante una semana. Si eres diestro, a partir de este momento (o el que determines) durante los próximos siete días, sujeta siempre un vaso o una taza con la mano izquierda.

Te sorprenderá la fuerza de voluntad y la autodisciplina que requiere, sobre todo si eres un poco torpe con la otra mano. Al haber utilizado toda su vida la mano derecha para coger un vaso, lo cogerá instintivamente con la mano derecha.

Será necesario un gran autocontrol para no hacerlo y utilizar la mano izquierda en su lugar.

Este ejercicio también te ayudará a lidiar con la incomodidad de una nueva situación, que es otra habilidad crucial que debes dominar. Sí, es un poco incómodo usar la mano izquierda al principio, pero muchas situaciones de la vida requerirán que aguantes algún nivel de incomodidad, y esto te enseñará a aceptar los desafíos en lugar de evitarlos y buscar un camino más fácil.

Ejercicio 3 - Apaga tu canción favorita.

Seguro que tienes una canción favorita que te gusta escuchar mientras trabajas o cuando te relajas. Te lo sabes de memoria y cada palabra parece hablarte directamente.

Pues bien, este ejercicio requiere que detengas la canción en la mitad y te tomes un descanso de unos minutos. Lo mejor sería hacerlo justo antes de su parte favorita, la que más le gusta.

Por supuesto, no serás feliz haciendo esto, pero por esa misma razón, este es un excelente y simple ejercicio de fuerza de voluntad. Hazlo con la mayor frecuencia posible y tu autodisciplina mejorará gradualmente.

Capítulo 14 Enamorarse del proceso.

El último hábito de autodisciplina es uno que se enseña muy poco, especialmente en las escuelas, y es la actitud hacia el fracaso y la adversidad. La escuela puede dar la impresión de que alguien será un fracaso en todo si sus notas no son perfectas, y es una de las mentalidades más destructivas que se pueden inculcar a un joven.

No se puede tener autodisciplina y miedo al fracaso al mismo tiempo, estas dos cosas no pueden coexistir. Debes saber desde el principio que estás destinado a fracasar porque así aprendes a ser comprometido y disciplinado. Con cada fracaso se aprende, se evoluciona y se gana en sabiduría. El objetivo no consiste necesariamente en alcanzar la meta, sino en el viaje y el crecimiento y en quién te conviertes. Piensa en tu película o videojuego favorito. ¿Qué le parecería que alguien se saltara todo el recorrido y la adversidad y llegara hasta el final, cuando los malos son derrotados y se salva el día? No tendría el mismo impacto.

El viaje no es fácil, y no es para aquellos que tienen miedo a fracasar. El fracaso es un signo de vida y una señal de que alguien está intentando algo. Alguien que ni siquiera lo intenta no tiene ninguna posibilidad. Si no fracasas, no estás aprendiendo y hay un cierto conocimiento que sólo se puede aprender a través del fracaso. Es una buena idea tener algún tipo de diario de fracasos en el que registres tus fracasos y lo que has aprendido, para que puedas perfeccionar tu enfoque y utilizar los fracasos como herramienta de perfeccionamiento. Fracasando se aprende mejor que tratando de hacer un plan perfecto. El fracaso por sí solo no es fracaso, el verdadero fracaso es no aprender de los errores y repetirlos una y otra vez.

Algunos puntos débiles y algunas áreas de mejora sólo se pueden revelar fallando. No estoy tratando de decir que no tengas un plan, sino que debes tener la información suficiente para empezar con éxito y luego ir al campo y recoger opiniones. En Silicon Valley utilizan algo que se llama producto mínimamente viable, que es como un prototipo que tiene las características justas para funcionar correctamente y, a partir de ahí, recogen los comentarios del mundo real para que el producto final sea el mejor posible.

También hubo un experimento en el que un grupo de directores generales se enfrentó a un grupo de niños de guardería en una competición para construir la estructura más alta con una determinada combinación de bloques de

Lego dentro de un límite de tiempo. Los niños de la guardería se pusieron manos a la obra y empezaron a fallar mucho mientras los directores generales estaban de pie en un círculo elaborando estrategias. Cuando los directores generales por fin empezaron a actuar, el tiempo límite estaba a punto de agotarse y los niños del jardín de infancia que habían estado trabajando todo el tiempo consiguieron ganar fallando su camino hacia el éxito. Tratar de ser un perfeccionista te mantendrá en la parálisis. Hecho es mejor que perfecto.

Detrás de toda persona de éxito hay una sucesión de fracasos, pero la mayoría de la gente no lo ve porque no es tan sexy como el éxito. La mayoría de los grandes inventos que nos rodean existen porque sus creadores no dejaron que el fracaso les detuviera y fueron capaces de aprender de lo que no funcionó. Thomas Edison no fracasó 10000 veces cuando inventó una bombilla, simplemente encontró 10000 formas que no funcionaban. Fracasar pronto y rápido puede ser una buena manera de ver si te sientes cómodo en algún sitio o si un determinado camino es el adecuado para ti. Una forma de no temer tanto al fracaso es ser consciente del peor resultado posible y darse cuenta de que no es nada del otro mundo. El miedo es muy a menudo peor que la cosa en sí y después de enfrentarse a ella se preguntará por qué tenía tanto miedo en primer lugar.

La razón por la que fracasar construye la autodisciplina es que te acostumbras a hacer cosas que son difíciles y no necesariamente fáciles, porque eso es lo que nos hace mejores. La única práctica que importa es la que se realiza al límite de la capacidad, y eso significa que existe la posibilidad de fracasar. Este es el punto adecuado, porque pasarse demasiado pronto puede provocar ansiedad y dificultar el progreso. La gente no aprende eficazmente bajo estrés.

Cuanto más se retrase el aprendizaje del fracaso, más temerosa y atada a la rutina se volverá esa persona. Se trata de un hábito que no debes dejar que se consolide durante mucho tiempo, porque cuanto más esperes, más difícil será romperlo. Cuando los niños aprenden a caminar o a montar en bicicleta, tienen que caerse una y otra vez, pero se vuelven a levantar y lo intentan de nuevo hasta que finalmente lo consiguen. Lograr algo significativo en la vida no es muy diferente. Los niños no están siempre en su cabeza y por eso no ponen excusas ni llegan a la conclusión de que algo no es para ellos después de un fracaso. No digo que pensar sea malo, porque nuestra capacidad de introspección y de tener pensamientos sobre pensamientos es lo que permite a los humanos llegar tan lejos, mientras que otros animales inconscientes que sólo siguen sus instintos siguen donde estaban hace miles de años.

Los niños son, por naturaleza, grandes buscadores y curiosos, pero algo ocurre durante la crianza y la educación que hace que las personas sean cada vez más fijas y menos curiosas. Se les educa sobre el mundo de la forma más árida y aburrida y cuando empiezan a hablar de sus sueños, se les dice que sean más realistas y que sus ideas nunca funcionarían en el mundo real. Es necesario no permitir que esto se prolongue demasiado, ya que los hábitos son más difíciles de romper cuanto mayor es la edad. Fracasa poco y pronto para no fracasar masivamente más adelante en la vida.

Una vez que te acostumbras al fracaso, las estrellas de la vida cambian para mejor. No puedes fracasar si sólo haces lo que se te da bien y lo que te resulta cómodo. Si aprendes a amar el fracaso y lo replanteas como un aprendizaje y te sientes cómodo con él, entonces es sólo cuestión de tiempo que tengas éxito. El fracaso es el precio que a veces hay que pagar para prosperar de verdad.

El fracaso es sólo temporal y a veces sólo hace falta tener éxito una vez para olvidar todo lo que has tenido que pasar. Puede que quieras intentar conseguir algo extraordinario, pero no dejas de oír que sólo el 10% de las personas lo consiguen. Esto no significa necesariamente que tu probabilidad de éxito sea del 10%, sólo significa que no puedes actuar como el 90% de las personas que se detienen a la primera señal de fracaso.

El fracaso puede ser doloroso, y puede que nunca sea más fácil, pero la persistencia es una mejor medida del carácter de alguien en lugar de la actitud en el momento del éxito. El fracaso sólo debería darte más hambre en lugar de detenerte. El fracaso es cuando se pone a prueba tu voluntad y tu compromiso con un objetivo.

Capítulo 15 Por qué resistir el cambio

Cambia de opinión.

Si realmente quieres poner tu cerebro en forma y empezar a tomar el control de tu vida, lo primero que tienes que hacer es cambiar tu mente. Hasta ahora, todos esos pensamientos que has tenido en tu vida no han hecho más que llevarte a sentirte más desesperado que un niño que acaba de descubrir que Papá Noel no es real. Tal vez te sientas miserable, tu vida no es como quieres y nada parece funcionar para ti estos días. Cada vez que miras al mundo y a las redes sociales, no puedes evitar encontrarte con innumerables docenas de personas haciendo cosas molestas como sonreír, celebrar sus hitos personales, ser sexy y patear culos. Y tú, bueno, ni siquiera puedes recordar la última vez que sonreíste y te sentiste genuino.

La razón por la que tu vida parece tan sombría es porque... bueno, lo es. ¿Y por qué? ¿Cómo has acabado siendo la persona desafortunada, de entre siete mil millones de personas en este planeta, para la que nada sale como quieres? Porque tú lo permites. La razón por la que tu vida parece tan miserable es porque has decidido que vivir una vida miserable y de mierda bajo la apariencia de una vida miserable es algo que estás dispuesto a soportar. El hecho de que sigas viendo cómo todos los demás alcanzan un gran éxito mientras tú te sientas a seguir viendo maratones de realities cutres y murmurando maldiciones en voz baja mientras comes las sobras del McDonald's de la semana pasada no tiene nada que ver con la suerte y sí con la forma en que eliges ver tu vida.

Cambia tu enfoque.

Cómo te sientes con respecto a ti mismo y el modo en que eliges relacionarte con el mundo que te rodea es sólo la primera parte para lograr alguna forma de control sobre ese cerebro rebelde que tienes. Si realmente quieres convertir tu cerebro en tu perra, también tienes que cambiar la forma en que percibes el mundo que te rodea y las creencias y opiniones que tienes sobre todo lo que ocurre en tu vida. Si cambias la forma de ver el mundo que te rodea y eliges verlo como lo que realmente es en lugar de lo que has creído que es durante todos estos años, mejorarás tu capacidad para interactuar realmente con el mundo de una forma que te permita seguir adelante.

Si consigues tener una perspectiva más clara del mundo y eliges adoptar una perspectiva que te empodere y te motive, puedes cambiar por completo la forma de enfocar tu vida y de proceder en el camino hacia el éxito. Al aplicar estos pasos, descubrirás que no sólo cambia la forma en que te comportas y te gestionas a ti mismo, sino que también cambia la forma en que obtienes valor del mundo que te rodea. Estas son las acciones que necesitas tomar si quieres dejar de sentirte como una pequeña perra que ha sido víctima del mundo y en su lugar sentirte como un león o leona feroz que está totalmente a cargo de todo esto.

Cambia tus hábitos.

Lo que se enfoca crece, y para la mayoría de nosotros, nos enfocamos en la basura completamente negativa de la vida que nos recuerda que no estamos donde queremos estar. Centrarse en lo aburrido que es el camino hacia el éxito, en lo mucho que no quieres trabajar ahora, o en que podrías estar haciendo cualquier otra cosa que sea más agradable, sólo te dejará sin ganas de trabajar para conseguir el verdadero éxito en tu vida. Si quieres alcanzar un alto nivel, tienes que cambiar tu enfoque y prestar atención a las cosas que realmente te harán avanzar en la vida y no a las que te frenarán.

Esto aumentará tu fortaleza mental para que puedas dejar de sentirte tan frenado por las partes menos glamurosas del camino hacia el éxito. De este modo, podrás mantenerte en el camino el tiempo suficiente para hacer algo por ti mismo.

Cambia tus acciones.

No siempre puedes confiar en que tus hábitos inconscientes (buenos o malos) hagan todo el trabajo por ti. A veces, tienes que tomar pensamientos, decisiones y acciones deliberadas que te ayudarán a avanzar en la vida. Hasta ahora, es probable que muchas de las acciones que has llevado a cabo en tu vida se apoyen en pequeños y molestos hábitos como la autoconversación negativa, la baja confianza en ti mismo o tu empeño en ser cómodo. Sin embargo, no todas las acciones que realizas son un hábito, por lo que cuando tomas nuevas decisiones, debes saber cómo actuar conscientemente en tu vida y avanzar intencionadamente y con éxito en la dirección correcta.

Conclusión

Gracias por haber llegado hasta el final de este libro, espero que haya podido proporcionarte todas las herramientas que necesitas para alcanzar tus objetivos de autodisciplina.

El siguiente paso es empezar con lo que has aprendido a lo largo de este libro. Recuerde, empiece siempre por crear hábitos sólidos y potentes: esto marcará la diferencia a la hora de crear una autodisciplina duradera.

Espero que estas lecciones te resulten valiosas y que hayas obtenido la información que buscabas. Crear una fuerte autodisciplina que te permita perseguir tus objetivos es algo que te hará sentir increíble, especialmente al principio, cuando hagas los primeros progresos para ser más disciplinado. Estoy encantada de que hayas empezado y estoy deseando ver tus resultados.

Brindemos por su éxito!

CPSIA information can be obtained
at www.ICGtesting.com
Printed in the USA
LVHW080420150321
681561LV00007B/185